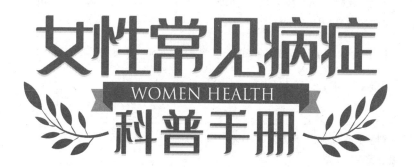

女性常见病症

WOMEN HEALTH

科普手册

主编 李卫平

U0339305

中国科学技术出版社

·北京·

图书在版编目（CIP）数据

女性常见病症科普手册 / 李卫平主编 . — 北京 : 中国科学技术出版社 , 2020.9
ISBN 978-7-5046-8668-8

Ⅰ . ①女… Ⅱ . ①李… Ⅲ . ①妇科病 - 常见病 - 防治 - 手册 Ⅳ . ① R711-62

中国版本图书馆 CIP 数据核字 (2020) 第 086192 号

策划编辑	焦健姿　费秀云
责任编辑	丁亚红
装帧设计	佳木水轩
责任印制	李晓霖

出　　版	中国科学技术出版社
发　　行	中国科学技术出版社有限公司发行部
地　　址	北京市海淀区中关村南大街 16 号
邮　　编	100081
发行电话	010-62173865
传　　真	010-62179148
网　　址	http：//www.cspbooks.com.cn

开　　本	850mm×1168mm　1/32
字　　数	108 千字
印　　张	5
版　　次	2020 年 9 月第 1 版
印　　次	2020 年 9 月第 1 次印刷
印　　刷	天津翔远印刷有限公司
书　　号	ISBN 978-7-5046-8668-8 / R・2543
定　　价	29.80 元

编著者名单

主　　编　李卫平

副 主 编　包　森　宁　静　于浩天

编　　者　（以姓氏笔画为序）

　　　　　　于浩天　方海兰　包　森　宁　静

　　　　　　边立华　朱　博　纪海云　李　艳

　　　　　　李卫平　张秀芬　林　丹　罗　成

　　　　　　罗　娜　俞　凌　徐明月　郭一帆

　　　　　　熊华洋

学术秘书　张秀芬

内容提要

　　本书是一部针对广大女性常见病症的科普作品。编者以日常生活中女性显而易见的症状，如外阴瘙痒、白带异常、阴道出血等为切入点，引出对子宫肌瘤、卵巢囊肿、乳腺包块等常见疾病的科普讲解，涉及疾病的常见症状、体征、检查、诊断及治疗，同时针对每种疾病的不同侧重点，提示女性及时去医院就诊，增加医患之间的信任。编者结合平时的诊治经验对患者常见的"疑惑"进行科普答疑，采取问答形式，对患者关心、医生关注的问题进行简单明了的解答，让各种常见的"棘手"问题迎刃而解。书中的部分章节还对当前的前沿研究成果进行了清晰的讲解，提供了相关疾病的最佳诊治方案。本书条理清楚，语言生动流畅，既传播实用科普知识又有助于提高科学素养，适合关注女性健康的广大读者阅读参考。

序

　　女性朋友经常受到瘙痒、痛经、炎症等病症或不适的困扰，同时，盆腔炎、附件炎、宫颈病变、妇科肿瘤、乳房包块等疾病使女性朋友感到担忧和困惑，严重影响她们的工作、生活和情绪。通过及时就医，很多疾病可以得到诊断和治疗。但是，日常生活中，女性朋友希望能够了解更多相关知识，使自己可以更好地应对相应病症。

　　李卫平医生是解放军总医院妇产科资深专家，在临床一线工作二十余年，在妇科肿瘤和妇科疑难疾病诊治上具有丰富的经验。在多年的临床工作中，他感受到女性朋友对女性常见病症知识的需求。为此，他在繁忙的临床工作中，与解放军总医院海南医院妇产科及乳腺外科的医生们一起编写了这本《女性常见病症科普手册》。这是一部集基础理论和科普知识于一体的介绍女性常见病症的科普作品，以深入浅出和通俗易懂的语言介绍了广大女性朋友在日常生活中希望了解的妇科和乳腺疾病常见症状、应对方法和原则，对女性朋友的相关常见问题进行了答疑解惑。本手册也为男性朋友提供了了解女性常见病症、关爱身边女性亲朋的良好参考。

我很高兴为大家推荐这本充满了妇科、乳腺外科临床专家们对女性朋友关爱的科普手册，希望这本手册能够获得女性朋友和关心女性健康朋友们的喜爱，帮助大家解决实际问题，为女性常见病、多发病的科学知识普及做出有益的贡献。

中国人民解放军总医院
第一医学中心　教授

前　言

党的十九大报告明确指出，要实施健康中国战略。推进健康中国建设要把健康普及教育作为重要举措之一。我们必须以习近平新时代中国特色社会主义思想为指导，按照十九大报告相关要求，把健康普及教育放在重要位置，扩大受众范围，深入推进，努力提高基层群众健康意识。女性作为社会的重要组成部分，其健康关系家庭和谐及社会稳定，故女性疾病的普查，既有重要性，也有必要性。

国家卫生健康委员会在"不忘初心、牢记使命"主题教育中明确提出，要牢固树立以人民健康为中心的思想，深入基层一线和群众中，搞好调查研究，查找和深挖"看病贵""看病难"的问题根源，切实解决群众的根本问题。

中国人民解放军总医院海南医院作为国内医疗队伍中的一员，在院党委班子的坚强领导下，积极响应国家卫生健康委员会号召，努力推动基层女性健康教育事业向前发展。本院妇产科团队于 2019 年 9 月成立海南省阴式手术培训中心（义务免费，国内首家）。为进一步推进女性常见病症的科普宣教，增加广大普通百姓和基层医生的科普知识，特组织编写了这本以女性常见病症为主题的科普手册。通过对女性常见病症深入浅出的讲解，向广大基层人员普及相关疾病知识，帮助大家了解女性身体状况，并及时做出初步判断和处理。我们希望通过此手册，帮助广大女性改善就医体验、做好日常保健，力争做到女性相关疾病的"早发现、早诊断、早治疗"，大力推进女性常见病症基础知识的普及，为女性健康科普事业凝心助力，尽一分力。

在本书编写过程中，各位编者力求对相关疾病进行全面、准确的介绍，但因部分术语太过专业，唯恐科普表述不够简洁达意，书中可能存在一些疏漏和不足之处，敬请广大同行、读者斧正。

中国人民解放军总医院第一医学中心　李卫平

目　录

第1章 外阴瘙痒及外阴白斑

女性作为"半边天""贤内助",其健康与保健工作不容忽视。在临床诊治过程中遇到许多女性,时常向医生传达一个信息,就是自己有"妇科病"。那么她们为什么说自己有妇科病呢,妇科病都包括什么呢?其实"妇科病"的定义太笼统,相信各教科书上都找不到这一术语的具体定义,我们可以将其归结为女性生殖系统疾病的统称,包括外阴疾病、阴道疾病、子宫疾病、输卵管疾病、卵巢疾病等。

了解了"妇科病"的范畴后,我们先说说外阴疾病,外阴疾病分很多种,其症状和表现主要有外阴瘙痒、外阴肿物、外阴溃疡、外阴皮肤色素异常等。此章我们主要讲述与外阴瘙痒相关的疾病。

外阴瘙痒,顾名思义即女性外阴出现由各种原因引起的不适、瘙痒甚至疼痛,从而导致女性坐立不安,严重影响生活质量。想要理解外阴瘙痒,我们首先应搞明白何为外阴,其都包括哪些部位。外阴即女性外生殖器,包括阴阜、大阴唇、小阴唇、阴蒂及阴道前庭。其中,阴道前庭又包括尿道口、前庭大腺等。这么多医学术语听起来十分复杂,其实简单来说,就是女性低腰内裤的前半区域，可以大致概括外阴的范围。

外阴瘙痒是女性最常见的妇科症状，由于其发生症状的部位比较私密，故有些未婚女性、性格羞涩的女性及部分老年人常常觉得难以启齿，从而放弃就医。但是多种妇科疾病、皮肤疾病、性传播疾病及其他刺激均可引起外阴瘙痒，故出现瘙痒症状时首先应明确病因，必要时及时就医，切勿频繁抓挠。

一、常见病因

引起外阴瘙痒最常见的原因包括以下几个方面。

（一）外阴及阴道炎症

此为妇科门诊最常见的病症，各年龄段均可发病。该病不是传染病，药物可治愈。

1. 生理改变

月经后由于长期使用卫生护垫，加之月经期经血及分泌物污染外阴，可出现外阴瘙痒，大部分症状较轻，可用温水局部清洗以缓解症状。如合并阴道炎，就需要及时药物治疗，治疗方法在此不做赘述，详见各类型阴道炎。月经期注意勤更换卫生护垫、注意外阴卫生，同时在日常生活中要注意锻炼身体，增强抵抗力，预防外阴瘙痒的发生。

2. 外阴炎

主要表现为外阴瘙痒、疼痛、灼热感等。主要发生在外阴皮肤不洁、糖尿病、尿失禁、便失禁、长期使用卫生护垫等人群。温水坐浴加局部使用莫匹罗星软膏或红霉素软膏等可缓解症状。

3. 阴道炎症

其发生的原因是阴道内弱酸环境被改变而导致的。药物可治愈该疾病，但是当满足发病条件时，疾病又可复发。除滴虫性阴道炎外，性伴侣常常无须治疗，需注意的是性伴侣如有包皮过长，性生活前后需特别注意卫生。妊娠合并阴道炎时需及时治疗，否则若病原体发生逆行感染，易导致流产及早产。最常见的阴道炎症包括以下几种。

(1) 细菌性阴道炎：外阴瘙痒程度常常不严重，部分患者甚至没有症状，部分患者表现为阴道分泌物增多，伴鱼腥味，性交后异味加重。治疗方面，建议口服甲硝唑片、替硝唑片，也可阴道局部用甲硝唑栓剂。口服与阴道局部用药疗效相似，选择一种即可。妊娠合并细菌性阴道炎时，需积极治疗，建议口服甲硝唑。性伴侣无须常规治疗。

(2) 外阴阴道假丝酵母菌病：又称霉菌、真菌、念珠菌性阴道炎。主要表现为中至重度外阴瘙痒、灼热感、性交痛及尿痛，部分患者合并分泌物明显增多，分泌物呈豆腐渣样或凝乳块状改变，色白或黄绿色。治疗方面，建议阴道局部填塞克霉唑栓剂、制霉菌素栓剂。如未婚或阴道内用药不便者，可口服氟康唑。妊娠合并霉菌性阴道炎，建议阴道局部用药，禁止口服药物治疗。性伴侣无须常规治疗。

(3) 滴虫性阴道炎：主要表现为分泌物增多及外阴瘙痒，

偶有灼热感、性交痛等。分泌物呈稀薄脓性、泡沫状、伴有臭味。治疗方面，建议口服甲硝唑或替硝唑。性伴侣需同时治疗，治疗期间应避免性生活。

(4) 萎缩性阴道炎：也称老年性阴道炎，是由于绝经后雌激素缺乏，阴道壁萎缩，局部抵抗力下降导致的。主要表现为外阴及阴道灼热感、性交痛或无法进行性交、白带增多且呈黄色，严重时，可伴有血性白带。治疗上建议补充雌激素，可间断使用保妇康栓。

(5) 婴幼儿外阴炎：重在预防。家长应保持婴幼儿外阴清洁，避免交叉感染。如发展为外阴粘连，需及时就医。

（二）外阴病变

外阴病变包括外阴白色病变、上皮内瘤变（癌前病变）和外阴浸润癌。确诊均需病理组织活检。

如反复出现外阴瘙痒，伴或不伴外阴及阴道炎症，常常伴有局部皮肤色素缺失（肤色较其他部位肤色变浅）或局部皮肤纹理改变，应注意外阴病变的可能。针对外阴病变患者，建议及时就医，切不可自行涂抹止痒药物，以免延误外阴癌及其癌前病变的诊治。

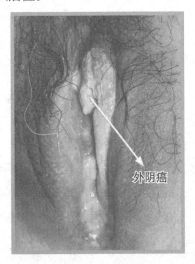

外阴癌

1. 外阴白色病变

包括外阴鳞状上皮增生、硬化性苔藓病变和外阴白癜风等。前两种病变几乎均会出现反复发作的外阴瘙痒，且几乎均合并病变部位皮损、皮肤色素缺失、局部皮肤颜色变白。建议进行局部药物治疗，外阴鳞状上皮增生可局部外用氢化可的松软膏、曲安奈德软膏等，硬化性苔藓病变局部外用氢化可的松软膏和黄体酮软膏。切忌反复搔抓。外阴白癜风除局部皮肤变白以外，常无症状，无须治疗。

2. 外阴上皮内瘤变

主要表现为反复发作的外阴瘙痒、皮肤破损、灼热感及溃疡等。可通过组织病理活检来确诊。病灶小、年轻的患者可考虑药物或物理治疗，也可行手术治疗。

3. 外阴浸润癌

表现为久治不愈的外阴瘙痒，不同形态的外阴肿物及溃疡，外阴疼痛及出血。可通过组织病理活检来确诊。

（三）外阴皮肤病及性传播疾病

1. 可出现瘙痒或外阴疼痛症状的外阴皮肤病

主要包括外阴湿疹、毛囊炎、癣、药疹、内用栓剂过敏、阴虱等，另外其他系统疾病如肝内胆汁淤积综合征及某些肾脏疾病会出现全身瘙痒症状。如为上述原因所致外阴瘙痒，需进一步就诊皮肤科及相关专科进行治疗。

2. 淋病、尖锐湿疣、支原体感染等性传播疾病

(1) 淋病：主要表现为脓性分泌物增多、外阴瘙痒、灼热感、偶有腹痛。淋球菌培养阳性是确诊的金标准。治疗上推荐头孢曲松钠。

(2) 尖锐湿疣：在此特殊说明尖锐湿疣，以便与外阴癌做简单的区分。尖锐湿疣是一种性传播疾病，其主要表现为外阴瘙痒、疼痛、异物感、性交不适、出血等。随疾病进展，女性主要在外阴及肛周，男性主要在龟头、冠状沟、包皮系带、尿道口、阴茎等部位，出现单个或多个、形状似鸡冠、菜花状的疣体，常伴出血、糜烂、溃疡、渗出及感染。其潜伏期为2～3个月，少数患者在感染病毒后3周或数年后出现。一旦怀疑该病，应避免性生活，并携带性伴侣及时就医，由于不同医院科室结构及分工不同，可在妇产科、皮肤科及泌尿外科就诊。

(3) 支原体感染：感染女性生殖道的支原体主要分为人型支原体、解脲支原体。支原体感染无特异性症状，如合并细菌性阴道炎时可伴有白带异常、腥臭味。妊娠期感染可增加流产、新生儿感染风险。对于支原体感染的治疗推荐大环内酯类药物，若妊娠期感染首选阿奇霉素治疗。

二、预防方法

预防的方法主要包括以下几个方面。

(1) 避免阴道冲洗。

(2) 避免频繁性生活及不洁性生活。

(3) 定期体检，在疾病早期及时诊治。

(4) 注意经期卫生，勤换卫生巾。

(5) 注意锻炼身体，增强抵抗力。

(6) 绝经后期适当补充雌激素。

(7) 尽可能保持外阴清洁、干燥。

(8) 糖尿病患者注意控制血糖。

(9) 穿着透气棉质内裤，且需勤更换，更换的衣物避免置于潮湿环境。

※ 科普答疑

1. 问：我得了阴道炎，能说明我爱人有不洁性生活吗？

答：不一定。正常阴道内存在多种微生物，但这些微生物之间处于平衡状态，故并不致病。阴道炎是阴道内发生菌群失调，打破这种平衡，从而导致阴道内环境改变，致使炎症发生。

2. 问：阴道炎会通过性交传染吗？

答：这取决于阴道炎的致病菌。滴虫性阴道炎会通过性传播，细菌性阴道炎和霉菌性阴道炎发生的原因是菌群失调。

3. 问：为什么霉菌性阴道炎容易反复发作？

答：霉菌性阴道炎反复发作，与患者抵抗力下降、生活环境潮湿、长期服用抗生素或免疫抑制药有关。

4. 问：怀孕后发现尖锐湿疣，孩子还能要吗？

答：妊娠合并尖锐湿疣可能导致垂直传播，但胎儿宫内感染极少见，可继续妊娠。受激素影响，妊娠期更容易患尖锐湿疣且病情进展快于非妊娠期。产后部分疣体可缩小甚至消失。如疣体过大，容易造成产道梗阻。经阴道分娩会增加新生儿患喉乳头瘤的风险。治疗方面根据瘤体大小可选择药物、物理或手术切除。

5. 问：阴道炎反复发作会增加患宫颈癌的风险吗？

答：不会。阴道炎与宫颈癌的发生没有直接关系。宫颈癌的发生主要与 HPV 持续感染、多个性伴侣、吸烟、性生活过早（小于 16 岁）、免疫抑制等因素相关。

（李　艳）

第2章 外阴囊肿

前庭大腺又叫作巴氏腺，这是女性特有的器官，就像男性特有的前列腺一样。正如它的名字一样，前庭大腺位于阴道前庭里面，开口于阴道前庭后方小阴唇和处女膜之间的沟里面，左右各一，如黄豆大小。这个开口就是平时女性性兴奋时前庭大腺分泌黏液的出口，使阴道得到润滑。而在正常情况下，我们是触摸不到这个腺体的，只有在管口堵塞形成前庭大腺囊肿时，才可以触及并看到。如果进一步伴有感染，则可形成脓肿。

一、常见病因

外阴囊肿主要因前庭大腺囊肿导致。如前所述，前庭大腺作为一个有开口的管状腺体结构，如果有病原体从开口处入侵腺体，则有可能引起前庭大腺导管局部炎症反应。抗争入侵的病原体并努力战胜，这一过程在腺体中表现为局部的炎症，而抗争过程中双方产生的"伤亡"可能会进一步阻塞腺管开口，导致局部反应产生的分泌物引流不畅，如此一来腺体内便会被渗出物充斥，封闭的环境恰恰是病原体滋生的土壤，这样一来，感染反而会加重，形成脓肿。其后，脓肿渐渐消退，脓液被强大的腺体组织吸收后会被黏液分泌物替代，这时前庭大腺囊肿就形成了。此外，产妇会阴侧切分娩后也有可能损伤前庭大腺腺体，导致分泌物在腺管内引流不畅，进一步形成囊肿。

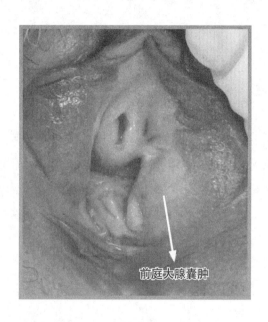

前庭大腺囊肿

二、治疗原则

一般来说，前庭大腺囊肿多为单侧（也可为双侧）。如果囊肿较小而且没有急性感染，一般是察觉不到的，大部分人可能是在体检或者因其他问题就诊妇科而做妇科检查时发现，这个时候不需要太紧张，定期随访即可。如果囊肿较大，可能会出现外阴坠胀感或者性交不适感，妇科检查时可以触摸到外阴部后下方无痛性囊性肿物，大部分呈圆形、边界清楚，针对此种症状建议择期就医，考虑行囊肿造口术，尽量保证囊肿剥除干净以防复发。

※ 科普答疑

1. 问：前庭大腺囊肿可以预防吗？

答：前庭大腺囊肿的预防工作主要针对病因进行，即防止前庭大腺被病原体入侵或者外力损伤导致腺管受阻。日常生活中需注意私处清洁，穿干净透气的内衣，保持愉悦的心情。如果感觉有任何不适，最好在专业医生的指导下进行处理，以防擅自处理导致病情加重。

2. 问：除了手术，前庭大腺囊肿还有其他处理办法吗？

答：建议尽量不要选择保守治疗，防止病情进一步进展，甚至被病原体侵入发展为前庭大腺脓肿。

3. 问：前庭大腺囊肿造口术后，会复发吗？

答：有复发的可能，需要术后做好个人卫生，以降低复发的概率。

4. 问：日常生活中应该怎么做才能避免病原体感染前庭大腺？

答：主要是注意私处的清洁干燥，保证每天清洗外阴，注意性生活安全，如果有不适感及时咨询医生。

5.问：怎么初步判断自己患有前庭大腺囊肿？

答： 要能大概了解前庭大腺的位置，自己在家里可以在做好手卫生的前提下，简单地触摸前庭大腺所在部位（如正文中的图片所示），如果可触及囊性的肿物，则有可能是前庭大腺囊肿。

（熊华洋）

第 3 章　白带异常

　　什么是白带，白带为女性阴道分泌物，是由阴道黏膜渗出物、宫颈管及子宫内膜腺体分泌液混合而成，其形成与雌激素作用有关。白带的性状随月经周期而改变：①月经干净后，白带量少，色白，呈糊状；②月经中期白带较多，透明，微稠，蛋清样；③排卵2～3天后，白带变浑浊，黏稠而量少；④行经前后，阴道黏膜渗出物增加，白带往往增多。

一、白带分类

1. 正常白带

　　正常白带，即生理性白带。呈白色糊状或蛋清样，黏稠，无腥臭味，量少，不引起外阴刺激症状。如果在没有炎症及瘙痒的正常情况下，阴道分泌物是没有特殊味道的。但因个体差异性，每个人分泌物的量与形态都有所不同，所以身体健康的女性不必因白带性状的个体差异而过于担心。

2. 异常白带

　　异常白带，即病理性白带。生殖道炎症（如阴道炎和急性宫颈炎）或发生癌变时，白带量显著增多且其性状发生改变。如果女性出现白带异常，提示体内有疾病的存在，要引起足够的重视，需要去正规的医院通过医学检查来明确诊断，然后在医生的指导下有针对性地进行治疗，切不可盲目地自我用药，以防加重病情。

二、白带异常的表现

1. 性状异常

(1) 滴虫性阴道炎：分泌物呈稀薄脓性，黄绿色，泡沫状，有臭味，临床表现为阴道分泌物增多伴外阴瘙痒（瘙痒部位主要为阴道口及外阴），或有灼热感、疼痛、性交痛。

(2) 霉菌性阴道炎：分泌物呈白色稠厚凝乳或豆腐渣样，主要表现为外阴瘙痒、灼热感、性交痛及尿痛，外阴红斑、水肿，常伴抓痕，严重者皮肤破溃。通过分泌物检查可确诊。

(3) 细菌性阴道炎：分泌物呈灰白色，均匀一致，稀薄，有鱼腥臭味，临床表现可见阴道分泌物增多，伴轻度外阴瘙痒或灼热感。

(4) 萎缩性阴道炎：又称老年性阴道炎，分泌物呈稀薄，淡黄色，主要见于绝经后女性，临床表现可有外阴灼热感、瘙痒及阴道分泌物增多，严重者可呈脓血性白带，需与宫颈癌、子宫内膜癌等鉴别。体征为阴道黏膜菲薄、萎缩、充血，有时局部有破溃。

(5) 细菌性阴道炎：分泌物呈脓性，色黄或黄绿，黏稠，多有臭味（感染所致）。这些分泌物异常性状可见于淋球菌阴道炎、急性宫颈炎及宫颈管炎、阴道癌或子宫颈癌并发感染。宫腔积脓或阴道内异物残留等也可导致脓性白带。

2. 特殊情况的白带异常

(1) 婴幼儿外阴阴道炎所致异常白带：常见于 5 岁以下幼女，表现为阴道分泌物增多，呈脓性，可伴有外阴瘙痒，或有抓痕。病变严重者，外阴表面可见溃疡，小阴唇可发生粘连，部分患儿可伴有尿频、尿急、尿痛等泌尿系感染表现。监护人需注意婴幼儿卫生，注意保持患儿外阴清洁，如患儿出现以上症状，需警惕是否为阴道异物残留所致，并及时就医。

(2) 水样白带：稀薄如水样或淘米水样，有腥臭味的阴道排液，见于晚期宫颈癌、阴道癌或黏膜下肌瘤伴感染，间断性排出清澈、黄红色或红色水样白带，应考虑是否为输卵管癌的可能。

(3) 血性白带：白带中混有血液，血量多少不一，应考虑宫颈癌、子宫内膜癌、宫颈息肉、宫颈柱状上皮异位合并感染或黏膜下肌瘤等，放置宫内节育器也可引起血性白带。

三、常规检查

分泌物检查大部分可确诊，取阴道分泌物前 24 ～ 48h 避免同房、阴道冲洗及阴道上药，取出后需及时送检，避免假阴性可能。

1. pH

此项检查是异常白带的重要检查项目。正常阴道的 pH 呈弱酸性，在 $3.8 \sim 4.4$ 之间，可防止致病菌在阴道内繁殖。滴虫性阴道炎患者的阴道 pH > 4.5，细菌性阴道炎患者的阴道 pH > 4.5，霉菌性阴道炎患者的阴道 pH < 4.5。

2. 白带清洁度

将阴道分泌物涂片在显微镜下观察，按阴道杆菌、白细胞及杂菌的多少来判定阴道清洁度，分为以下 4 度。

(1) Ⅰ度：有大量阴道杆菌及上皮细胞，无杂菌、白细胞，视野干净，说明是正常分泌物。

(2) Ⅱ度：中等量阴道杆菌及上皮细胞，少量白细胞及杂菌，仍属于正常分泌物。

(3) Ⅲ度：少许阴道杆菌及鳞状上皮，较多杂菌及白细胞，提示有轻度的阴道炎症。

(4) Ⅳ度：无阴道杆菌，只有少许上皮细胞，有大量白细胞及杂菌，提示有相对较重的阴道炎症，如霉菌性阴道炎、滴虫性阴道炎。

其中，Ⅰ～Ⅱ度属正常，Ⅲ～Ⅳ度为异常白带，表示有阴道炎症。

3. 病原微生物检查

白带经过处理后在显微镜下可以根据其形态发现有无滴虫或霉菌，如存在滴虫或霉菌，不论其数量多少均用 "+" 来表示，没有就是 "–"。

4. 胺试验

患细菌性阴道炎的白带可发出鱼腥臭味，它是胺遇碱释放氨所致，通过胺试验有较高的诊断率。

5. 线索细胞

细菌性阴道炎患者的阴道分泌物中可特异性查见线索细胞。

四、诊断

1. 滴虫性阴道炎

(1) 分泌物特点：稀薄脓性，黄绿色，泡沫状，有臭味。

(2) 阴道 pH > 4.5。

(3) 显微镜检查：可见阴道毛滴虫，多量白细胞。

2. 霉菌性阴道炎

(1) 分泌物特点：白色稠厚，呈凝乳或豆腐渣样。

(2) 阴道 pH < 4.5。

(3) 显微镜检查：可见芽生孢子及假菌丝，少量白细胞。

3. 细菌性阴道炎

(1) 分泌物特点：灰白色，均匀一致，稀薄，有鱼腥臭味。

(2) 阴道 pH > 4.5。

(3) 胺试验阳性。

(4) 显微镜检查：可见线索细胞。

4. 萎缩性阴道炎

(1) 见于自然绝经或人工绝经后妇女。

(2) 分泌物特点：稀薄，呈淡黄色。

(3) 阴道 pH 多为 5.0 ～ 7.0。

(4) 显微镜检查：可见大量基底层细胞及白细胞，无滴虫及假丝酵母菌。此外，对有血性白带者，需与宫颈癌、子宫内膜癌鉴别，需常规做宫颈细胞学检查及 HPV 检测，必要时需行分段诊刮。

5. 婴幼儿外阴阴道炎

(1) 常见于 5 岁以下幼女。

(2) 分泌物特点：分泌物增多，呈脓性。

(3) 分泌物找病原体或革兰染色涂片做病原学检查，必要时行细菌培养。

五、治疗原则

白带异常者，需针对不同病因进行针对性治疗。

1. 滴虫性阴道炎

口服甲硝唑片，每次 0.4g，每天 2 次，连服 7 天（用药期间及停药 72h 内禁止饮酒，哺乳期用药不宜哺乳），也可局部同时治疗，性伴侣需同时治疗，治愈前应避免无保护性性交（可

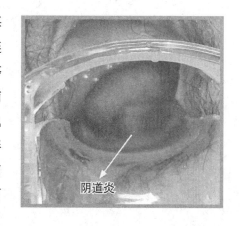

阴道炎

使用安全套）。

2. 霉菌性阴道炎

及时停用广谱抗生素、雌激素及皮质类固醇激素等。局部用药，如阴道放置克霉唑栓剂、制霉菌素栓剂、达克宁栓剂等，或全身用药（氟康唑 150mg，顿服）。如反复发作，若为局部用药，延长治疗时间为 7 ～ 14 天，若口服氟康唑，则第 1 天、第 4 天、第 7 天各口服 150mg。妊娠合并霉菌性阴道炎以局部治疗为主，禁用口服唑类抗真菌药物。

3. 细菌性阴道炎

多为厌氧菌感染，口服药物首选甲硝唑片（每次 0.4g，每天 2 次，7 天为 1 个疗程），或者替硝唑（每次 2g，每天 1 次，3 天为 1 个疗程），局部可用甲硝唑栓剂（每次 0.2g，每晚 1 次，阴道用药），妊娠合并细菌性阴道炎患者需在医生指导下用药。

4. 老年性阴道炎

补充雌激素以增加阴道抵抗力，如局部用药可用雌三醇乳膏，每天 1 ～ 2 次，阴道涂抹，连用 14 天，为防止复发，也可全身用药。对同时需要性激素替代治疗的患者，可每次口服替勃龙 2.5mg，每天 1 次。雌激素治疗前需行妇科 B 超检查，以排除内膜病变，治疗期间需定期复查妇科 B 超，如有阴道出血，需警惕内膜癌的可能。抗生素抑制细菌生长，如阴道局部应用诺氟沙星 100mg，每天 1 次，7 ～ 10 天为 1 个疗程，也可用中药，如保妇康栓等。

5.婴幼儿外阴阴道炎

保持外阴清洁、干燥，减少摩擦，针对病原体选择相应抗生素治疗，对于有蛲虫者，给予驱虫治疗，若有阴道异物，应及时取出，如无法取出，需及时就医，小阴唇粘连者，外涂雌激素软膏后多可松解，严重者应及时就医，不可自行强行分离粘连。

※ 科普答疑

1.问：白带检查时需注意什么问题？

答：取阴道分泌物前24～48h避免同房、阴道冲洗及阴道上药，取出后需及时送检，避免因时间长造成假阴性。

2.问：女性私处是否越洗越干净？

答：正常阴道内有多种微生物共同作用来维持阴道生态平衡，如果随意做阴道清洗，更容易出现阴道菌群失调从而导致阴道炎症，因此使用阴道洗液必须在医生指导下使用，切记不可盲目用药。

3.问：阴道炎治疗期间是否可以同房？

答：阴道炎治愈前，患者及性伴侣必须有保护性性交，如使用安全套。

4.问：阴道炎治疗是否需要性伴侣同治？

答：滴虫性阴道炎——主要由性行为传播，性伴侣应同时进行治疗。

霉菌性阴道炎——无须对性伴侣进行常规治疗，但对有症状男性应进行假丝酵母菌检查及治疗，预防女性重复感染。

细菌性阴道炎——无须对性伴侣常规治疗。

5. 问：没有性生活是不是就不会得阴道炎？

答：有的阴道炎确实和不洁性生活有关，但是没有性生活也不代表不会得阴道炎，而得了阴道炎也不代表自己做错了什么，说白了就是阴道菌群失调，阴道炎在每个阶段的女性身上都有可能发生，育龄期女性发病率相对更高。

（纪海云）

第4章 宫颈囊肿、糜烂及 HPV 感染

一、宫颈囊肿

宫颈管黏膜即子宫颈管内膜，表面被覆分泌黏液的单层柱状上皮，其内有腺体；宫颈外口到阴道穹窿顶的子宫颈外部被覆非角化型复层鳞状上皮。宫颈管柱状上皮和子宫颈阴道部鳞状上皮相交界区域称为宫颈上皮移行带或转化带。

宫颈囊肿也叫宫颈纳氏囊肿，是宫颈腺体的开口被堵塞，腺体分泌的腺液不能排出来，在腺体内积聚造成的，通常大小不会超过 1cm，患者不会感觉到有症状，更不用担心其发生恶变，其常常于妇科查体或者超声检查时被发现。患者常说的"宫颈囊肿"其实就是宫颈纳氏囊肿。

【病因】

引起宫颈囊肿的主要原因是慢性炎症的刺激，当新生的鳞状上皮覆盖宫颈腺管口时就会导致管口堵塞，分泌物引流受阻滞留，在宫颈的表面会形成单个或多个（似痘样的）青白色

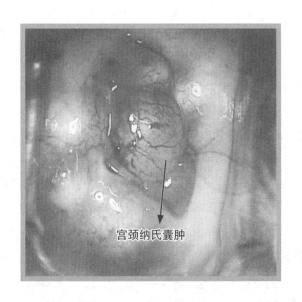

宫颈纳氏囊肿

小囊泡，腺腔扩张成为囊肿，称宫颈囊肿，也叫作宫颈纳氏
囊肿。

【症状】

宫颈囊肿表现为在宫颈表面可见单个或多个大小不等的
半透明囊泡，如果腺腔内液体为黄黏性，囊肿则呈不透明状，
可以和宫颈糜烂同时存在，也可单独出现。临床上常无症状，
或仅有白带增多，偶有性交后出血，通常不会有不适的症状，
一般在妇科检查或超声检查时被发现。

【治疗】

宫颈囊肿一般不需要处理。但深部的宫颈囊肿在子宫表
面无异常，大的囊肿或伴有感染的可采用激光或微波治疗。

二、宫颈糜烂

宫颈糜烂是妇女中最常见的一种宫颈疾病，即使不去医院，从大街小巷的广告都可看出这一"疾病"的普遍性。"宫颈糜烂"这一名词早已从教科书中删除，已被"宫颈柱状上皮异位"所代替，并且不需治疗，其是正常生理现象。人乳头瘤病毒（human papilloma virus，HPV）感染是导致宫颈癌的主要原因，宫颈柱状上皮异位并不会增加 HPV 感染的概率。

很多妇女在妇科检查时发现宫颈外口发红，呈颗粒状，类似糜烂的表现，这些其实只是临床体征。宫颈生理性柱状上皮异位是阴道镜下描述的宫颈管内的柱状上皮生理性外移，曾被称为宫颈糜烂。现已明确宫颈糜烂并不是病理学上的上皮溃疡、缺失所致真性糜烂。宫颈柱状上皮异位属正常解剖结构，是生理性改变，不需要治疗。

宫颈生理性柱状上皮异位多见于青春期、育龄期及妊娠期妇女及服用避孕药者，主要是因为雌激素的作用，鳞柱交界外移，称为宫颈黏膜外翻，为宫颈局部呈糜烂样改变。此外，宫颈上皮内病变及早期宫颈癌也可使宫颈呈糜烂样改变。因此对于存在宫颈糜烂样改变的患者需进行宫颈细胞学检查和 HPV 检测，必要时行阴道镜及活组织检查，以排除宫颈上皮内病变及宫颈癌。

综上所述，宫颈的生理性柱状上皮异位、宫颈鳞状上皮内病变，甚至早期宫颈癌均可表现为宫颈糜烂样改变。

宫颈糜烂样改变只是一个临床征象，可为生理性改变，也可为病理性改变。

病理性改变主要由于分娩、人工流产、外伤及各种宫颈操作时损伤宫颈造成，这些情况下，病原体从损伤处侵入到达柱状

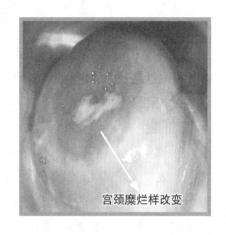

宫颈糜烂样改变

上皮部位下，致病菌持续感染，刺激组织形成急性宫颈炎。若治疗不及时或不彻底的话，致病菌长期存于局部，表现为宫颈管黏液增多及脓性分泌物，反复发作，形成持续性慢性宫颈炎。

【病因及分类】

常见病原体有大肠埃希菌、葡萄球菌、链球菌、衣原体、淋球菌及人乳头瘤病毒等。宫颈糜烂样改变按临床表现可分为单纯型、颗粒型、乳头型。

【症状】

(1) 多无症状。

(2) 少数患者可有持续或反复出现的阴道分泌物增多及脓性分泌物。

(3) 宫颈糜烂样改变合并充血、水肿、性交后出血、月经间期出血、偶有分泌物刺激可引起外阴瘙痒或不适。

(4) 宫颈炎也可以出现下腹部不适、性交痛、腰骶部坠胀，

且于月经期间加重，这些表现提示宫颈慢性感染伴有盆腔慢性淋巴管炎，若炎症波及膀胱三角区，可出现尿频、尿痛或排尿困难等刺激症状。慢性宫颈炎由于宫颈内膜炎症可能会影响精子通过或因继发盆腔感染导致不孕症。

【检查】

(1) 妇科检查：可发现黄色分泌物覆盖宫颈口或从宫颈口流出，或在糜烂样改变的基础上同时伴有宫颈充血、水肿、脓性分泌物增多或接触性出血。对于宫颈充血、水肿明显者，尤其是触之易出血、宫颈管有脓性分泌物者，需注意有无沙眼衣原体、淋球菌感染。

(2) 辅助检查：液基薄层细胞学检查（thin-prep cytology test，TCT）、HPV 检测、阴道镜检查及病理活检，排除宫颈上皮内瘤变及宫颈癌。

宫颈因长期持续病原体及病毒感染可导致癌变。宫颈糜烂样改变合并早期癌变时仅靠肉眼不易辨别，宫颈癌组织质地脆弱，血管较多，容易充血及发生接触性出血，应通过阴道镜检查，宫颈细胞学检查和组织学检查明确诊断。

随着科学及生物技术的发展，生活水平的提高，妇科病中，宫颈癌的防治、宫颈癌前病变的诊治、宫颈良性病变与恶性病变的鉴别日益受到重视，宫颈癌筛查成为妇科病普查的主要部分。

因此女性要进行 TCT 和 HPV 检测，必要时行阴道镜及宫颈组织病理检查以排除病理性宫颈糜烂。

TCT 是宫颈上皮内瘤变及早期宫颈癌筛查的基本方法，

也已作为其诊断的常用步骤，相对 HPV 检测，细胞学检查特异性高，但敏感性较低，建议有性生活的妇女定期行宫颈细胞学检查。TCT 的检查结果有：①宫颈良性病变（未见上皮内病变细胞及恶性细胞）；②不典型鳞状上皮细胞，其又包括无明确诊断意义的不典型鳞状细胞（atypical squamous cell of undetermined significance，ASC-US）和不能排除高级别鳞状上皮内病变的不典型鳞状细胞（atypical squamous cells-cannot exclude HSIL，ASC-H）；③低级别鳞状上皮内病变（low grade squamous intraepithelial lesion，LSIL）；④高级别鳞状上皮内病变（high grade squamous intraepithelial lesion，HSIL），其又包括宫颈上皮内瘤变（cervical intraepithelial neoplasia，CIN）、CIN2、CIN3 和原位癌；⑤不典型腺上皮细胞（atypical glandular cells，AGC）；⑥腺原位癌、鳞状细胞癌、腺癌；⑦其他恶性肿瘤。

【治疗】

对于持续宫颈管黏膜炎症，需注意有无沙眼衣原体、淋球菌感染。针对病因给予治疗。

对于宫颈呈糜烂样改变、有接触性出血且反复药物治疗无效者，可试用物理治疗。根据不同的病理类型采用相应的治疗方案。

(1) 药物治疗：阴道上药。

(2) 物理治疗：冷冻、激光、电灼、微波、宫颈环形电切术（loop electrosurgical excision procedure，LEEP）均是治疗宫颈糜烂常用的有效方法。物理治疗需注意：①治疗前应常规行 TCT 检查及 HPV 检测；②急性生殖器炎症为治疗禁忌；③一般在月经干净后 3 ～ 7 天内进行治疗；④治疗期间禁止性生活，治疗后有阴道分泌物增多，甚至有大量水样排液，术后 1 ～ 2 周脱痂期可有少许出血；⑤在创面尚未愈合期间 4 ～ 8 周禁盆浴、性生活及阴道冲洗；⑥治疗后有出现术后大出血、宫颈狭窄、宫颈管粘连、不孕等并发症的可能，治疗后应定期复查。

三、人乳头瘤病毒

随着人们生活水平的提高及对妇科病普查的重视，以及随着流行病学及分子生物学的发展，人们对人乳头瘤病毒（HPV）的认识更加深入。HPV 感染能引起宫颈上皮内病变及宫颈癌的发生，高危型 HPV 的持续感染是导致宫颈癌发生的最主要因素。HPV 感染的早期发现、准确分型对于宫颈癌防治具有重要意义，因此 HPV 检测成为宫颈癌及宫颈癌前病变的常规筛查手段。

HPV 是性传播病毒，吸烟、性伴侣多、性生活开始年龄小及机体免疫力下降等易感因素均与 HPV 感染有关。生殖道 HPV 感染不仅引起肉眼可见的尖锐湿疣，而且与宫颈上皮内瘤变（CIN）和宫颈癌的发生、发展密切相关，它影响着 CIN 的病理分类及临床处理。

1. HPV 分型与宫颈病变分类

(1) 低危型 HPV：HPV6、HPV11、HPV30、HPV39、HPV

42、HPV43、HPV44 型，其可引起良性的外生型疣、宫颈扁平疣和 CIN1。HPV6 型还可以引起外阴的疣状癌。

(2) 高危型 HPV：HPV16、HPV18、HPV31、HPV33、HPV35、HPV45、HPV51、HPV52、HPV56、HPV58、HPV61型，其主要引起 CIN2、CIN3、宫颈浸润性鳞癌和腺癌。其中 HPV16 型是宫颈感染最常见的类型。55% 的宫颈腺癌中均可检出 HPV18 型。

2. HPV 病毒的致瘤机制

(1) HPV 的 E6、E7 基因是病毒癌基因。

(2) E6、E7 蛋白还参与细胞周期调控。

(3) HPV 在宿主细胞中的整合状态参与致瘤机制。

在宫颈癌的两株细胞系中，HPV16、HPV18 型均以整合状态存在，HPV 往往在 E2 区断裂，随机整合到宿主 DNA中。HPV16 型感染的 CIN1 和炎性宫颈组织中，发现 HPV16型均以游离状态存在，而在 CIN3 和浸润癌中以整合的形式存在。

3. 高危型 HPV 感染是导致宫颈癌的主要因素

宫颈高危型 HPV 感染，特别是 HPV16、HPV18 型持续（至少 1 年以上）感染是导致宫颈癌的主要因素。但在一小部分宫颈病变及宫颈癌患者中，无 HPV 感染，可能与其他病毒感染（如人类免疫缺陷病毒、人巨细胞病毒、生殖器单纯疱疹病毒）、吸烟、激素、饮食及机体免疫力下降等有关。若 HPV16、HPV18 型检测阳性，即使细胞学阴性也应该进一步行阴道镜检查，若为阴性，则 1 年后复查。

4. 宫颈上皮内瘤变的自然进展与 HPV 感染密切相关

(1) 高危型 HPV 感染加速宫颈上皮内瘤变的发展，特别是 HPV16、HPV18 型感染更使宫颈上皮内瘤变快速进展，甚至发展成癌变。

(2) 持续性 HPV 感染的妇女要每隔 3 ～ 4 个月就要行宫颈 TCT 检查、HPV 检测或阴道镜检查。

(3) HPV 与人体细胞发生整合，是宫颈癌发生和发展过程中病毒在人体细胞内的存在形式，也与疾病进展密切相关。

5. HPV 分型整合、P16 及 PAX1 甲基化在临床中的意义

(1) HPV 分型检测用于鉴定所感染病毒是否属于高危型。

(2) HPV 整合检测用于鉴定病毒是否插入到人染色体中及确切的插入位点。

(3) P16 蛋白表达检测用于鉴定感染组织中 HPV 病毒蛋白表达是否呈活跃状态。

(4) 基因 PAX1 甲基化程度可作为检测宫颈细胞是否正常，以及宫颈癌发生、发展的动态指标。

其临床意义在于预示宫颈癌变风险，提供宫颈癌术后辅助治疗（放、化疗）方案的依据，以及评估宫颈癌术后复发风险。无论是 HPV 低级别或是高级别，还是宫颈癌，都需要综合考虑 HPV 分型、整合检测结果、P16 蛋白表达水平、基因 PAX1 甲基化程度，并结合临床细胞学诊断，以及其他检测结果综合判定，最后为疾病诊断及治疗方式的选择提供可靠依据。

6. 检测到 HPV 与人体细胞的 DNA 整合情况

HPV 分型阳性，整合阴性，说明 HPV 感染是以游离状态存在。HPV 分型阳性，整合阳性，说明 HPV 感染是以整合的形式存在。其意义主要有以下几个方面。

(1) HPV 分型与整合检测，可识别高风险宫颈癌前病变，提高筛查的准确性。

(2) 评估宫颈病变严重程度，提示诊治方案的制订。

(3) 预测发生宫颈癌的相对危险度，评估疾病预后。整合位点作为宫颈癌患者早期个体化治疗和预后评估的生物标记物，为临床水平的干预提供参考。

7. HPV 感染分潜伏期和活跃期

(1) 潜伏期：HPV →潜伏期→游离状态→病毒 DNA 与人体细胞 DNA 未发生整合，有机会被人体自身免疫力清除。

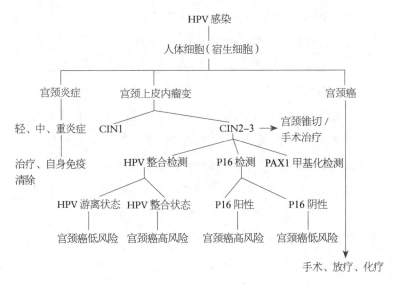

(2) 活跃期：HPV →活跃期→整合状态→病毒 DNA 与人体细胞 DNA 发生整合，不易被人体自身免疫力清除，进一步导致宫颈癌变。

★ 相关知识链接

1. P16 检测

P16NK4A 也即 P16 蛋白，是一个参与细胞周期调控的重要的肿瘤抑制蛋白，P16 对于宫颈良性病变、宫颈高级别鳞状上皮内病变或宫颈癌的鉴别诊断价值优于目前所有其他免疫组化抗体。对于宫颈部位病变，检测 P16 蛋白的表达水平能够非常有效地辅助 HPV 病毒感染状态的检测。如果 P16 蛋白呈高水平表达，则意味着感染组织中 HPV 基因组编码蛋白呈活跃表达状态。

2. PAX1 基因甲基化检测

PAX1 基因是关键肿瘤抑制基因，调控细胞分化成熟，基因异常甲基化与肿瘤的发生、发展、细胞癌变有着密切的关系。在宫颈细胞中，基因 PAX1 启动子被甲基化后会造成该基因沉默或失活，因而丧失抑制肿瘤生长的功能，异常的细胞就失去控制，从而导致宫颈癌变，这一机制已被国际广泛认可和研究。因此基因 PAX1 甲基化程度可作为检测宫颈细胞是否正常，以及宫颈癌发生、发展的动态指标。

※ 科普答疑

1. 问：查体时发现宫颈有糜烂需要治疗吗？

答：宫颈糜烂是属于生理性宫颈柱状上皮内异位，一般无须治疗。但是要做宫颈癌筛查，如果 TCT 检查和 HPV 检测结果都正常的话，可以考虑定期复查或根据情况行局部上药即可。但要每年行宫颈癌筛查。如果检查结果有异常，要根据具体情况选择治疗方法。

2. 问：宫颈行微波治疗后阴道有少量血性分泌物是怎么回事？

答：微波术后宫颈有创面，一般术后 10 天左右会有结痂脱落现象，可有少量阴道出血现象，一般要持续 20 余天，属正常现象，可以注意休息，减少活动，适当口服止血药。

3. 问：宫颈行电灼后阴道出血量很多怎么办？

答：如果治疗后阴道出血量超过了月经量时，要及时到医院就诊，告知医生近期行宫颈物理治疗，医生可根据具体情况给予相应的处理，如阴道填纱布，做妇科内诊检查、必要时行超声及血液检查。

4. 问：如果宫颈被高危型 HPV 感染了如何治疗？

答：无特效药物治疗。可通过提高机体免疫力清除被感染的病毒。在医生指导下定期复查 HPV。

此外，宫颈 HPV 感染时，必须检查 TCT，如 TCT 是良性病变，可 3 ～ 6 个月复查。

5. 问：如果宫颈被 HPV16、HPV18 型感染了怎么办？

答：宫颈 HPV16、HPV18 型感染时，TCT 是良性病变也要行阴道镜检查＋宫颈活组织检查。因为 HPV16、HPV18 型是极高危型的感染。

6. 问：如果宫颈 HPV 无感染，而 TCT 提示有病变时怎么办？

答：宫颈 HPV 无感染时，TCT 提示低度或倾向高度病变时，必须行阴道镜检查＋宫颈活组织检查。

7. 问：如果宫颈 HPV 无感染、TCT 提示中度炎症或是重度炎症怎么办？

答：此时可考虑行宫颈药物或物理治疗。

8. 问：如果宫颈 HPV 无感染、TCT 也是良性反应，但是宫颈有糜烂怎么办？

答：在无生育要求时，如果伴有分泌物增多，可考虑物理治疗及阴道上药治疗，如果不伴有分泌物增多，无任何症状的情况下，无须治疗，每年行宫颈癌筛查即可。

9. 问：关于宫颈 HPV 感染如何预防？

答：(1) 不过早开始性生活及生育，不多产。

(2) 防止多个性伴侣，屏障避孕法有一定的保护作用。

(3) 积极治疗生殖道疾病，增强局部抵抗力。

（林 丹 包 森）

第5章 阴道出血

一、正常月经

月经，很多女性朋友习惯称其为"大姨妈""倒霉""好朋友"，那么月经究竟是什么？正常月经又是什么样子呢？大家都知道月经与子宫密切相关，其实，卵巢与子宫的协同合作才能产生月经，女性的卵巢在青春期后发育成熟，一般情况下每月排出一颗卵子，排卵后子宫内膜收到指令就会慢慢产生变化准备接受受精卵的"着床"，然而不是每颗卵子都能遇到"真命天子"，于是准备好的子宫内膜萎缩、脱落，自阴道排出就形成月经。

正常月经应该是什么样子？什么是"初潮"，月经的第一次来潮称为"初潮"，初潮年龄与遗传、营养、体重等密切相关，我国女性的初潮大多在13—14岁之间，15岁以后月经尚未来潮者应当引起重视。女孩子面对初潮不要慌张，由于卵巢还没有发育到足够与子宫协同合作的水平，初潮后1年的月经大都是没有排卵的月经，因此不像成年人那么规律，甚至发生异常子宫出血，作为家长更要细心保护好正在发育的女孩，从日常起居、情绪调节、膳食营养等方面给予格外的关注。

什么是正常月经周期？出血的第 1 天为月经周期的开始，两次月经第 1 天的间隔时间就是月经周期。月经周期平均 28 天左右，前后相差 7 天都算正常范围，即短到 21 ～ 25 天，长到 31 ～ 35 天都是正常范围，不要因月经周期相差 1 ～ 2 天就过分焦虑。

什么是正常经期及月经量？知道正常月经周期后还要了解正常的经期及月经量才能准确判断月经是否正常。经期是指每次月经持续时间，一般为 2 ～ 8 天，平均 4 ～ 6 天。经量为一次月经的总失血量，正常月经量为 20 ～ 60ml，超过 80ml 为月经过多。这个定义虽然标准，但缺少一点"生活化"，因此《英国国家卫生与临床优化研究所指南》中提到：月经期失血量多，以致影响女性的身体健康、情感生活、社会活动和物质生活等方面，叫作月经过多；月经过少的定义为月经周期正常，经量明显少于既往，经期不足 2 天，甚或点滴即净者，一次经期的月经量＜ 5ml。

了解了月经的产生、正常月经周期、正常经期及月经量，下面我们总结一下各种复杂的概念，以便女性朋友及时发现问题、及时就医。

(1) 月经过少：一次经期的月经量＜ 5ml。

(2) 月经过多：来月经时出血量大于 80ml，或月经期失血量多，以致影响女性的身体健康、情感生活、社会活动和物质生活等方面的质量。

(3) 月经频发：月经周期短于 21 天。

(4) 月经稀发：月经周期超过 35 天且少于 6 个月（大于 6 个月称为闭经）。

(5) 经期延长：月经出血超过 7 天。

(6) 经期过短：月经出血少于 3 天。

(7) 月经规律：近 1 年的月经周期之间变化＜ 7 天。

根据以上几点，女性朋友可判断自身月经是否正常。

二、出血量增多

上面我们谈到月经量过多的定义，那么引发月经量多的常见原因有哪些呢？

首先，从最直接的器官——子宫谈起，子宫本身的疾病是引起月经过多最常见的原因，其中包括人们熟悉的子宫肌瘤、子宫息肉、子宫腺肌症、子宫内膜恶性肿瘤等，也包括大家不太熟悉的疾病，比如子宫动静脉瘘、子宫内膜增生症等。

其次，不仅仅是子宫本身的疾病会引起月经过多，身体其他部位的疾病也会引起月经量多、甚至贫血，比如卵巢排卵障碍，以及全身性疾病，如血液病、甲状腺疾病、肾上腺功能异常、肝肾功能异常、流产等。当然，也有可能是某些药物、避孕工具等引起的经量增多。但不论哪种情况引起的月经过多都会影响生活质量，严重时还会伴随一系列的危害，如贫血、感染。总之月经过多的原因繁杂，有经验的临床医生尚需要时间来寻找原因，因此当出现月经过多时一定要及时就医、明确诊断、尽快进行干预。

月经过频是指两次月经的间隔时间过短，一个月经周期少于 21 天称为月经频发。经常有朋友抱怨"一个月就没几天干净的日子"，这反映了月经周期短或者月经持续时间长。月经过频同样也会引起贫血和免疫功能低下，影响工作及生活。月经周期的长短究竟由什么决定呢？一般在没有器质性疾病的情况下，月经周期的长短由排卵后产生的黄体决定，黄体过早萎缩就会导致月经周期缩短、月经频发，当然，有些良性或者恶性肿瘤、全身性疾病或者药物同样也会引起月经频发。很多朋友都会问："总来月经会不会把卵子都排没了？会不会提前进入绝经期、提前衰老呢？"答案是否定的，月经频发并不会让更年期提前，女性一生中有足够多的卵子储备，因此放松心情，明确病因才是最好的处理态度。

以下简单介绍几种可引起月经量过多的疾病。

（一）异常子宫出血

这里的异常子宫出血指狭义的月经量增多和经期延长，根据年龄段不同，出血常见原因也不尽相同。

1. 青春期月经量增多

若出现青春期月经量增多，不用太紧张。处于青春期的少女，常因为卵巢排卵功能没有完全建立，因此卵巢与子宫的协同合作能力就差，常常会出现因为排卵不正常引起的月经过多。由于子宫器质性疾病发生的机会少，未婚者多，一般不建议做刮宫手术。医生治疗的主要手段是药物治疗，常用的药物包括止血药、雌激素、孕激素及口服避孕药，同时进行补血和

（或）抗感染治疗，但是需要特别注意的是，止血后不能完全不再干预，仍需要继续调节月经周期、预防复发。同时，作为病人或者家属除了严格按照医生的医嘱治疗外，还需要调整心态、放松心情、健康饮食及规律生活。

2. 更年期女性月经量增多

更年期女性月经量增多要警惕肿瘤。"更年期"是女性非常难熬的一段时期，出现的年龄不一、持续时间因人而异。这个阶段的女性大多经历了从心理、生理到社会角色的巨大转变，同时，她们中很多都面临月经量增多的苦恼，其罪魁祸首就是"卵巢的功能衰退"。由卵巢功能衰退引起的出血特点是"无规律可循""要么不来，要么不走"，严重者出血量非常多，甚至有的患者会出现"不敢活动，一动就排出大血块"的窘境，当出现这种情况就需要警惕子宫恶性肿瘤或癌前病变的可能。所以"更年期"女性一旦出现出血时间长、量多、药物治疗效果不佳的情况，或伴有其他高危因素时，如肥胖、月经紊乱、糖尿病、高血压病史、癌症家族史，都需要做诊断性刮宫，对刮出的内膜进行病理分析，针对病理结果选择合适的药物或手术治疗。

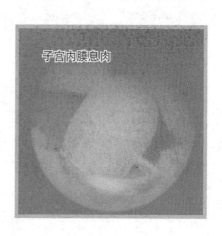

子宫内膜息肉

（二）子宫内膜息肉

子宫内膜息肉引起月经过多时，如果息肉较小，随着月经来潮有可能自行脱落，息肉一旦脱落，导致月经过多的原因就消失了，因此会出现自愈的情况。然而较大的息肉往往需要医生采取宫腔镜下手术干预，但是医生和患者都面临着息肉复发的难题，因此患者在术后需要定期接受妇科检查，以及在月经量增多时尽早就诊。

（三）宫颈癌

我国人口众多，又是宫颈癌大国，因此需特别注意宫颈癌引起的出血。宫颈癌合并的阴道出血一般与性交有关，出血量可多可少，常伴有分泌物的腥臭味或白带呈现"洗肉水"样改变，因此一旦有"同房后出血"的表现应及时就诊。其实不仅仅是宫颈癌，子宫内膜癌、子宫肉瘤、卵巢恶性肿瘤、输卵管癌、阴道癌、外阴癌等，这些恶性肿瘤都可以有"异常出血"的表现。百姓谈"恶性肿瘤"如谈虎而色变，有的人甚至因为怕查出癌症而拒绝就医，其实大可不必慌张，早期发现的恶性肿瘤，经过规范化的治疗后结局往往很乐观，需要强调的是，及早就医和坚持两癌筛查。

（四）子宫内膜癌

子宫内膜癌为女性三大恶性肿瘤之一，平均发病年龄为60岁，其中75%发生于50岁以上妇女，有以下情况的异常阴道流血的妇女要警惕子宫内膜癌。

(1) 有子宫内膜癌发病的高危因素，如肥胖、不孕、绝经延迟者。

(2) 有长期应用雌激素、他莫昔芬或雌激素增高疾病史者。

(3) 有乳腺癌、子宫内膜癌家族史者。

中老年女性出现月经量多或经期延长、月经紊乱等症状时，应行刮宫取子宫内膜送病理检查，以排除子宫内膜恶性肿瘤后方可药物治疗。

（五）异位妊娠

正常妊娠时，胚胎在子宫腔内着床并生长，而当胚胎着床于子宫腔以外的部位时叫作异位妊娠，也就是俗称的"宫外孕"，很多人都疑惑，为什么会发生宫外孕呢？一般有如下几种原因。

(1) 慢性输卵管炎：是最常见的病因，输卵管内膜炎症引起管腔部分堵塞、狭窄，影响受精卵运输。

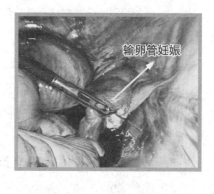

(2) 输卵管发育或功能异常：输卵管过长、肌层发育不良等也会诱发宫外孕。

(3) 宫内节育器（避孕环）：与宫外孕的发病率关系密切，有学者猜测可能由于继发性炎症导致。

(4) 输卵管术后：输卵管绝育术、输卵管再通成形或者既往宫外孕开窗手术也是高危因素。

(5) 子宫内膜异位症：可能导致受精卵的着床异位，也就是说受精卵植入到其他部位，而不是宫腔内部。

(6) 受精卵游走：和正常妊娠不一样，异位妊娠常常没有明确的停经过程，而是表现为阴道出血，持续时间较长，很多人误以为是月经不调而耽误了诊治。同样和正常妊娠不同的是，异位妊娠的风险性很高，如发现不及时可能造成腹腔内出血，甚至存在失血性休克、死亡的风险。因此，生育期的女性朋友，如果出现月经淋漓不尽，不要忘记做一个简单的尿妊娠试纸检查或者到医院进行妊娠的排查。

（六）滋养细胞疾病

妊娠是件高兴的事，可是偶尔会听到某某孕妇经产科 B 超检查后被告知为"葡萄胎"，那么到底什么是葡萄胎呢？其实葡萄胎是一种滋养细胞疾病，而滋养细胞疾病不仅仅指葡萄胎，还包括滋养细胞肿瘤及胎盘部位滋养细胞肿瘤，但总的来讲都是滋养细胞不同程度的增生。所谓"葡萄胎"其实是很形象的一个比喻，因妊娠后胎盘绒毛滋养细胞增生、间质水肿而形成大小不一的水泡，水泡之间有蒂相连成串，形如葡萄而得名，也叫"水块状胎块"，葡萄胎有两类：一类是完全性葡萄胎，另一类是部分性葡萄胎。对于葡萄胎的发病原因目前尚不清楚，但营养状况与社会经济因素被认为是高危因素，如果饮食中缺乏维生素 A、胡萝卜素和动物脂肪会导致葡萄胎的发生率明显增高，另外高龄妊娠也是一种高危因素。近年来还发现，葡萄胎与遗传也有关。因此饮食均衡、营养是每个女性爱护自己的要求，同时，凡有停经以后出现的不规则阴道出血、子宫明显增大、过早出现妊娠反应且反应严重，或阴道排出葡萄样水泡者都应该考虑此类疾病，由于子宫明显增大，因此由该类疾病引发阴道出血有时会非常凶险。特别需要强调，葡萄胎经过医生的诊断和治疗常常结局良好，但此后应严格避孕 2 年，避孕方法中首选安全套。

（七）自然流产

和葡萄胎一样，流产也会导致月经异常。妇科医生代代相传的经验之一就是"育龄女性异常出血的诊断，永远勿忘妊娠"。上面提到的"异位妊娠""葡萄胎""流产"，一旦没有得到足够重视，都可能引起严重后果。有部分患者妊娠反应轻微甚或没有反应，此时，如果出血的时间和预期的月经时间也差不多的话，就很容易把出血当成月经，所以每个女性朋友都应该特别关注月经量和月经时间的变化。有些患者长期月经稀发，数月才有一次月经来潮，有些人甚至被医生告知无法自然受孕，有些人已经安放了宫腔内避孕环，但她们也都有意外妊娠的可能，需要提高警惕。月经异常只是一种症状和表现，可以是多种疾病的信号，这里再次强调血、尿妊娠检测往往是十分必要的。

三、出血量减少

（一）多囊卵巢综合征

多囊卵巢综合征（polycystic ovary syndrome，PCOS）是生育年龄妇女常见的一种复杂的内分泌及代谢异常所致的疾病，以慢性无排卵（排卵功能紊乱或丧失）和高雄激素血症（妇女体内男性激素产生过剩）为特征，主要临床表现为月经周期不规律、不孕、多毛和（或）痤疮，是最常见的女性内分泌疾病。

其内分泌特征包括：①雄激素过多；②雌酮过多；③黄体生成素（luteinizing hormone，LH）/卵泡刺激素（follicle-stimulating hormone，FSH）比值增大；④胰岛素过多。

【临床表现】

(1) 月经紊乱：PCOS 导致患者无排卵或稀发排卵，约70%伴有月经紊乱，主要的临床表现形式为闭经、月经稀发和功能失调性子宫出血（简称功血）。PCOS 占月经异常妇女病因中的70%～80%，占继发性闭经病因中的30%，占无排卵型功血病因中的85%。由于 PCOS 患者排卵功能障碍，缺乏周期性孕激素分泌，子宫内膜长期处于单纯高雌激素刺激下，内膜持续增生易发生子宫内膜单纯性增生，甚至子宫内膜非典型增生和子宫内膜癌。

(2) 不孕：由于排卵功能障碍使 PCOS 患者受孕率降低，

且流产率增高。

(3) 高雄激素：其表现如下。

①多毛：雄激素增高的重要表现之一。PCOS 患者多出现不同程度多毛，以性毛为主，阴毛浓密且呈男性型倾向，延及肛周、腹股沟或腹中线，也有出现上唇和（或）下颌细须或乳晕周围有长毛等。

②痤疮：PCOS 患者多为成年女性痤疮，伴有皮肤粗糙、毛孔粗大，与青春期痤疮不同，具有症状重、持续时间长、顽固难愈、治疗反应差的特点。

③皮脂溢出：PCOS 产生过量的雄激素，发生高雄激素血症，使皮脂分泌增加，导致患者头面部油脂过多，毛孔粗大，鼻唇沟两侧皮肤稍发红、油腻，头发鳞屑多、头皮痒，胸、背部油脂分泌也增多。

④男性化表现：主要表现为男性型阴毛分布，一般不出现明显男性化表现，如阴蒂肥大、乳腺萎缩、声音低沉及其他外生殖器发育异常。PCOS 患者如有典型男性化表现应注意鉴别先天性肾上腺皮质增生、肾上腺肿瘤及分泌雄激素的肿瘤等。

(4) 肥胖：占 PCOS 患者的 30% ～ 60%。PCOS 的肥胖表现为向心性肥胖（也称腹型肥胖）。

(5) 黑棘皮症：阴唇、颈背部、腋下、乳房下和腹股沟等处皮肤皱褶部位出现灰褐色色素沉着，呈对称性，皮肤增厚，质地柔软。

【检查】

(1) 基础体温测定：表现为单相型基础体温曲线。

(2) 超声检查：卵巢呈多囊样改变，一侧或两侧卵巢各有 12 个及以上直径为 2 ～ 9mm 的无回声区，围绕卵巢边缘，呈车轮状排列，称为"项链征"。连续监测未见主导卵泡发育及排卵迹象。

(3) 内分泌测定：激素测定时间应安排在月经来潮 2 ～ 5 天内进行。

①血清雄激素：睾酮水平通常不超过正常上限 2 倍，雄烯二酮常升高，脱氢表雄酮、硫酸脱氢表雄酮正常或轻度升高。

②血清 FSH、LH：血清 FSH 正常或偏低，LH 升高，但无排卵前 LH 峰值出现。LH/FSH 比值 $\geqslant$ 2 ～ 3。LH/FSH 比值升高多出现于非肥胖患者，肥胖患者 LH/FSH 比值可在正常范围。

③血清雌激素：雌酮（estrone，F_1）升高，雌二醇（estradiol，E_2）正常或轻度升高，$E_1/E_2 > 1$，高于正常周期。

④抗米勒管激素（anti-Müllerian hormone，AMH）。研究发现 PCOS 患者的 AMH 多为正常人的 2 ～ 4 倍。

⑤代谢指标的评估：主要需评估口服葡萄糖耐量试验、空腹胰岛素及葡萄糖负荷后血清胰岛素，还应检测空腹血脂指标测定、肝功能检测。

⑥其他内分泌激素：酌情选择甲状腺功能、皮质醇、肾上腺皮质激素释放激素、17- 羟孕酮测定。

【诊断】

(1) 育龄期及围绝经期 PCOS 的诊断：根据 2011 年中国 PCOS 的诊断标准，采用以下诊断名称。

①疑似 PCOS：月经稀发、闭经或不规则子宫出血是诊断的必需条件。此外还应符合下列 2 项中的 1 项：a. 高雄激素临床表现或高雄激素血症；b. 超声下表现为卵巢多囊样改变。

②确诊 PCOS：具备上述疑似 PCOS 诊断条件后还必须逐一排除其他可能引起高雄激素的疾病和引起排卵异常的疾病才能确定 PCOS 的诊断。

(2) 青春期 PCOS 的诊断：对于青春期 PCOS 的诊断必须同时符合以下 3 个指标。

①初潮后月经稀发持续至少 2 年或闭经。

②高雄激素临床表现或高雄激素血症。

③超声下卵巢多囊样改变，同时应排除其他疾病。

【鉴别诊断】

排除其他类似的疾病是确诊 PCOS 的条件。

(1) 高雄激素血症或高雄激素症状的鉴别诊断：库欣综合征、非经典型先天性肾上腺皮质增生、卵巢或肾上腺分泌雄激素的肿瘤、药物性高雄激素血症等。

(2) 排卵障碍的鉴别诊断：功能性下丘脑性闭经、甲状腺疾病、高泌乳素血症、早发性卵巢功能不全等。

【治疗】

(1) 治疗目的：由于 PCOS 患者不同的年龄和治疗需求、临床表现的高度异质性，因此，临床处理应该根据患者主诉、治疗需求、代谢改变，采取个体化对症治疗措施，以达到缓解临床症状、解决生育问题、维护健康和提高生命质量的目的。

(2) 治疗方法

①生活方式干预：是 PCOS 患者首选的基础治疗，尤其是对合并超重或肥胖的 PCOS 患者。

首先是饮食控制。监测热量的摄入和健康食物的选择是饮食控制的主要组成部分。长期限制热量摄入，选用低糖、高纤维饮食，以不饱和脂肪酸代替饱和脂肪酸，改变不良饮食习惯，减少精神应激，戒烟、少酒、少咖啡。

其次是运动。适量规律的耗能体格锻炼（每次 30min，每周至少 5 次）及减少久坐的行为，是减重最有效的方法。

②调整月经周期：适用于青春期、育龄期无生育要求、因排卵障碍引起月经紊乱的患者。对于月经稀发但有规律排卵的患者，如无生育或避孕要求，周期长度短于 2 个月，可观察随诊，无须用药。

周期性使用孕激素，可作为青春期、围绝经期 PCOS 患者的首选，也可用于育龄期有妊娠计划的 PCOS 患者，推荐使用天然孕激素或地屈孕酮。推荐首选口服制剂。

复方短效口服避孕药（combination oral contraception，COC）不仅可调整月经周期、预防子宫内膜增生，还可使高雄激素症状减轻。COC 可作为育龄期无生育要求首选，青春期患者酌情使用，围绝经期可用于无血栓高危因素的患者，不作为首选。3～6 个周期后可停药观察，症状复发后可再用药。

极少数 PCOS 患者胰岛素抵抗严重，雌激素水平较低、子宫内膜薄，单一孕激素治疗后子宫内膜无撤药出血反应，需采用雌孕激素序贯治疗。此疗法也可用于雌激素水平偏低、有生育要求或有围绝经期症状的患者。

③高雄激素的治疗：缓解高雄激素症状是治疗的主要目的。

建议短效 COC 作为青春期和育龄期 PCOS 患者高雄激素血症及多毛、痤疮的首选治疗，一般使用 3 ～ 6 个月可见效，治疗多毛需用药 6 ～ 9 个月。

螺内酯适用于 COC 治疗效果不佳、有 COC 禁忌或不能耐受 COC 的高雄激素患者。

④代谢调整：适用于代谢异常的 PCOS 患者。

其一，调整生活方式，进行减少体脂的治疗。

其二，可考虑应用以下药物。

a. 二甲双胍：其适应证包括 PCOS 伴有胰岛素抵抗的患者；PCOS 不孕、枸橼酸氯米芬（clomifene citrate，CC）抵抗患者促性腺激素促排卵前的预治疗。其禁忌证有心肝肾功能不全、酗酒等。

b. 吡格列酮：其作为双胍类药物疗效不佳时的联合用药选择，常用于无生育要求的患者。

c. 阿卡波糖：其可降低餐后血糖，一般单用，或与其他口服降糖药或胰岛素合用。配合餐饮，治疗 1 型或 2 型糖尿病。

⑤促进生育。

其一，妊娠期咨询。PCOS 不孕患者促进生育治疗之前应先对夫妇双方进行检查，在代谢和健康问题改善后仍未排卵者，可予药物促排卵。

其二，诱导排卵，可考虑以下药物。

a. 枸橼酸氯米芬（CC）：其是诱导排卵的传统一线用药。从自然月经或撤退性出血的第 2 ～ 6 天开始，推荐起始剂量为 50mg/d，连用 5 天；如无排卵，第二周期逐渐增加剂量（递增剂量为 50mg/d），最大剂量为 150mg/d。单独 CC 用药建议不超过 6 个周期。

b. 来曲唑：其可作为 PCOS 诱导排卵的一线用药；并可用于 CC 抵抗或 CC 治疗失败患者的治疗。从自然月经或撤退性出血的第 2 ～ 6 天开始，推荐起始剂量为 2.5mg/d，连用 5 天；如无排卵，则第二周期逐渐增加剂量（递增剂量为 2.5mg/d），直至剂量增加至 5 ～ 7.5mg/d。

c. 促性腺激素：其可作为 CC 或来曲唑的配合用药，也可作为二线治疗。适用于 CC 抵抗和（或）治疗失败的无排卵不孕患者。

其三，腹腔镜卵巢打孔术。不推荐常规使用，主要适用于 CC 抵抗、来曲唑治疗无效、顽固性 LH 分泌过多、因其他疾病需腹腔镜检查盆腔、随诊条件差不能进行促性腺激素治疗监测者。

其四，体外受精 – 胚胎移植，这是 PCOS 不孕患者的三线治疗方案。

（二）更年期综合征

更年期综合征在医学上叫作"围绝经期综合征"，是指女性绝经前后因性激素波动或减少所致的一系列躯体及精神心理症状。绝经分为自然绝经和人工绝经，根本原因都是卵巢功能衰竭或耗竭。自然绝经是指由于卵泡功能丧失而导致月经永久性停止，月经持续不来至少达 12 个月，无其他明显的病理性和生理性原因，则可认为末次月经是自然绝经。人工绝经指两侧卵巢经手术切除或放射线照射等医源性操作后，卵巢功能丧失导致的绝经。人工绝经更易发生绝经症状。

【临床表现】

围绝经期综合征的症状主要包括月经改变、血管舒缩症状、精神神经症状等。

(1) 近期症状

①月经紊乱：其主要表现为月经周期缩短，经量减少，最后绝经；月经周期不规则，周期和经期延长，经量增多，甚至大出血或出血淋漓不断，然后逐渐减少而停止；月经突然停止，较少见。

②血管舒缩：其主要表现为潮热，其特点是反复出现短暂的面部和颈部及胸部皮肤阵阵发红，伴有轰热，继之出汗，一般持续 1 ~ 3min。症状轻者每天发作数次，严重者每天发作十余次或更多，夜间或应激状态易促发。该症状可持续 1 ~ 2 年，有时可长达 5 年或更长。

③精神神经症状：往往出现激动易怒、焦虑、多疑、情

绪低落、自信心下降、情绪失控等症状。记忆力减退及注意力不集中、睡眠障碍也是常见表现。

(2) 远期症状

①泌尿生殖器绝经后综合征：其主要表现为泌尿生殖道萎缩，出现阴道干燥、性交困难及反复阴道感染，以及排尿困难、尿急、尿痛等反复发生的尿路感染。

②骨质疏松：其一般发生在绝经后 5～10 年内，最常发生在椎体。

③阿尔茨海默病（老年痴呆症）：其在绝经后期妇女中的患病风险比老年男性高。

④心血管病变：动脉硬化、冠心病的发病风险较绝经前明显增加，这可能与雌激素低下有关。

【诊断】

根据病史及临床表现不难诊断。但需注意除外相关症状的器质性病变及精神疾病。

(1) 血清 FSH 及 E_2 测定：检测血清 FSH 及 E_2 值了解卵巢功能。绝经过渡期血清 FSH > 10U/L，提示卵巢储备功能下降。闭经期 FSH > 40U/L 且 E_2 < 10～20pg/ml，提示卵巢功能衰竭。

(2) 抗米勒管激素（AMH）测定：AMH 低至 1.1ng/ml 提示卵巢储备下降；若低于 0.2ng/ml 提示即将绝经；绝经后 AMH 一般测不出。

(3) 超声检查：可观察到基础状态下，卵巢的窦卵泡数减少、卵巢容积缩小、子宫内膜变薄。阴道不规则流血者，应排除器质性病变。

(4) 骨密度测定：可评估有无骨质疏松。

【治疗】

(1) 治疗目标：应能缓解近期症状，并能早期发现、有效预防骨质疏松症、动脉硬化等老年性疾病。

(2) 一般治疗：心理疏导，鼓励建立健康的生活方式。

(3) 激素补充治疗（hormone replacement therapy，HRT）

适应证：①绝经相关症状明显，如潮热、盗汗、焦虑、易怒、失眠等；②泌尿生殖道萎缩相关的问题，如反复尿路感染、性交困难；③低骨量及骨质疏松症。

常用药物：①雌激素，推荐应用天然口服雌激素（如结合雌激素、戊酸雌二醇）和经皮吸收的雌激素（如雌二醇皮贴、雌二醇凝胶）；②孕激素，如地屈孕酮、微粒化孕酮等；③雌激素孕激素复方制剂，如雌二醇屈螺酮片、雌二醇地屈孕酮片等；④替勃龙，其具有雌激素、孕激素、雄激素三种激素的活性作用。

用药方案：可采用单纯雌激素、单纯孕激素及雌孕激素联合应用的治疗方案。单用雌激素仅运用于子宫已切除的患者。雌孕激素合用，主要目的是防止子宫内膜增生及子宫内膜癌，具体方案包括：①周期序贯法，即连续口服雌激素21 ～ 28 天，后半周期加孕激素 10 ～ 14 天，停药后有撤退性出血，主要应用于绝经过渡期及围绝经期雌激素水平降低的妇女；②连续序贯法，即连续不停应用雌激素，每月加孕激素10 ～ 14 天，会有预期的撤退性出血，雌激素不间断，对控制症状更有利；③连续联合法，即连续应用雌孕激素不间断，激素剂量可减少，更适用于绝经年限较长不愿意再有月经来潮的妇女，阴道出血率低，依从性好。

禁忌证：已知或可疑妊娠、原因不明的阴道流血、已知或可疑患有乳腺癌、已知或可疑患有性激素依赖性恶性肿瘤、最近 6 个月内患有活动性静脉或动脉血栓栓塞性疾病、严重肝肾功能障碍、血卟啉病、耳硬化症、脑膜瘤（禁用孕激素）等。

慎用情况：子宫肌瘤、子宫内膜异位症、尚未控制的糖尿病及严重高血压、有血栓形成倾向、胆囊疾病、癫痫、偏头痛、哮喘、高泌乳素血症、系统性红斑狼疮、乳腺良性病变、有乳腺癌家族史。

不良反应及危害：①子宫出血，用药期间的异常出血多为突破性出血，应了解有无服药错误，超声检查内膜，必要时做诊刮排除子宫内膜病变；②雌激素作用，即雌激素剂量过大可引起乳房胀痛、白带多、头痛、水肿、色素沉着等，可酌情减量以减少其不良反应；口服雌激素可能增加胆结石和血栓风险，而经皮吸收的雌激素可以避免这些风险；③孕激素不良反应，包括抑郁、易怒、乳房胀痛和水肿，少数患者不耐受孕激素；④肿瘤，即长期单用雌激素可使子宫内膜异常增生和子宫内膜癌危险性增加，所以对有子宫者，已不再单用雌激素。联合应用雌孕激素，并不会增加子宫内膜癌发病风险；长期应用HRT，卵巢癌的发病风险可能轻度增加；应用天然或接近天然的雌孕激素可使乳腺癌的发病风险减少，但乳腺癌患者仍是

HRT 的禁忌证。

(4) 非激素类药物治疗

①选择性 5- 羟色胺再摄取抑制药：如盐酸帕罗西汀，可改善潮热及精神神经症状。

②钙剂：如氨基酸整合钙胶囊，可减缓骨质丢失。

③维生素 D：适用于围绝经期妇女缺少户外活动者，与钙剂合用有利于钙的吸收完全。

④抗骨质疏松药：如双膦酸盐、降钙素、他莫昔芬等。

(5) 日常生活管理

①体检：每年定期健康体检。

②推荐合理饮食：多食谷物纤维及足量蔬菜和水果，每周 2 次鱼类食品，控糖、少油、限盐、限酒、戒烟、足量饮水。

③健康锻炼：更年期妇女应针对自身条件制订运动方案，要循序渐进、持之以恒。

④科学作息：合理安排工作和休息，保证充足的睡眠，每晚保证 7 ～ 8h 睡眠，有条件者要在午餐后再睡 0.5 ～ 1h。

※ 科普答疑

1. 问：月经周期怎么计算？很重要吗？

答：月经出血的第 1 天为月经周期的开始，两次月经第 1 天的间隔时间就是月经周期。月经周期平均 28

天左右。正确计算月经周期非常重要，一旦出现周期紊乱应及时就医。

2. 问：怎么让月经变得有规律？

答：女性朋友在日常生活中要建立自我保健意识，健康饮食，自我减压，维持标准体重，用药前咨询医生，一旦月经出现变化及时就医。

3. 问：哪些食品对女性月经有好处？

答：饮食方面可以适当补充胡萝卜、豆芽、番茄、瘦肉、动物肝脏等富含维生素 A、维生素 C 和蛋白质的食物，月经较多的朋友还可以适当补充含铁量高的食物。

4. 问：月经过多如何应对？

答：在正规医院就诊，排除肿瘤的前提下可以采取清淡饮食，少食辛辣、刺激的食物，规律就餐、睡眠、运动，注意个人卫生，避免盆浴、游泳及性生活。

5. 问：女性阴道出血常见原因有哪些呢？

答：受伤、外来和外在刺激、妇科恶性肿瘤、流产、异位妊娠、妊娠滋养细胞疾病、生殖器炎症和卵巢功能障碍等都是阴道出血的原因。在正常月经周期中发生的阴道出血被认为是由排卵异常引起的出血，多发生在月经来潮前 14 天左右，引起排卵性出血的原因，是因为卵泡破裂，排卵后雌激素水平下降，不能维护子宫内膜的正常生长而发生内膜突破性出血。建议注意卫生，保持腹部保暖，避免感冒，不吃快餐辛辣食物。

6. 问：多囊卵巢等于多囊卵巢综合征吗？

答：如果 B 超医生告诉你有"多囊卵巢"，并不意味着你就得了"多囊卵巢综合征"。多囊卵巢是通过超声发现卵巢内小卵泡数量增多，卵巢有增大的现象。诊断多囊卵巢综合征需要：①稀发排卵或无排卵；②高雄激素的临床表现或高雄激素血症；③卵巢多囊改变。以上三条，满足任何两条可诊断 PCOS。

7. 问：什么是多囊卵巢综合征？能治愈吗？

答：PCOS 是生育年龄妇女常见的一种复杂的内分泌及代谢异常所致的疾病，以慢性无排卵和高雄激素血症为特征，主要临床表现为月经周期不规律、不孕、多毛和（或）痤疮，是最常见的女性内分泌疾病。PCOS 病因不明，无有效的治疗方案，以对症治疗为主，且需长期的健康管理。

8. 问：多囊卵巢综合征属于不孕症吗？

答：很多 PCOS 患者不易受孕，如出现明显的月经失调、排卵障碍、肥胖、胰岛素抵抗等可能会影响到女性的正常排卵及受孕，会出现不孕症，有些女性经过饮食调整、运动治疗等方法或二甲双胍等治疗以后，可以出现正常的月经周期及排卵，可以正常受孕，是不属于不孕症范围的。如果因为多囊卵巢引起了排卵障碍，需要到生殖医学科进行系统检查和治疗，帮助受孕。

9. 问：什么是更年期？

答：围绝经期综合征又称"更年期综合征"，指妇女绝经前后出现性激素波动或减少所致的一系列以自主神经系统功能紊乱为主，伴有神经心理症状的一组症候群。围绝经期综合征中最典型的症状是潮热、潮红。多发生于45—55岁，大多数妇女可出现轻重不等的症状，有人在绝经过渡期症状已开始出现，持续到绝经后2～3年，少数人可持续到绝经后5～10年症状才有所减轻或消失。

10. 问：女性更年期需要治疗吗？

答：女性更年期在没有不适症状时可给予补钙以防止骨质丢失。当女性更年期出现或多或少的症状（如精神紊乱、冠心病、缺钙、失眠多梦、易出汗等）时，视症状严重程度给予不同的治疗：如果是轻度的，自己多进行心理调节，放松心情，一般自己就能恢复正常的；如果症状比较严重，导致比较严重的并发症，这种情况就必须进行治疗。如果开始治疗建议在月经开始不规律时进行干预，有随诊条件的患者可以采用人工补充激素的治疗方法，没有随诊条件建议可以适当多吃一点豆制品。

（宁　静　边立华　方海兰）

第6章　月经不来潮

指平时月经周期规律的女性，停止月经来潮。这是一种症状，是由某些病因导致的。主要包括下述三种情况。

一、停经

处于育龄期且有性生活史的健康妇女，若平时月经周期规则，一旦出现月经过期，应首先考虑到妊娠的可能。若停经超过2个月，则妊娠的可能性更大，停经是妊娠最早的症状，但不是妊娠的特有症状。如患者处于哺乳期和围绝经期，也可能出现生理性的月经不来潮。

二、闭经

（一）原发性闭经

原发性闭经指年龄＞14岁，第二性征未发育；或者年龄＞16岁，第二性征已发育，月经还未来潮的患者。

（二）继发性闭经

如停经超过 6 个月，或按自身原有月经周期停止 3 个周期以上，则可以诊断为继发性闭经，应前往医院就诊，明确具体病因。

闭经有可能是直接或间接由中枢神经 – 下丘脑 – 垂体 – 卵巢轴及靶器官子宫的各个环节的功能性或器质性病变引起的。按生殖轴病变和功能失调的部位可分为下丘脑性闭经、垂体性闭经、卵巢性闭经、子宫性闭经及下生殖道发育异常性闭经。

1. 下丘脑性闭经

下丘脑性闭经是由下丘脑各种功能和器质性疾病引起的闭经。此类闭经的特点是下丘脑合成和分泌促性腺激素释放激素（gonadotropin-releasing hormone，GnRH）缺陷或不足，导致垂体促性腺激素（gonadotropin，Gn），即卵泡刺激素（FSH）和黄体生成素（LH）（特别是 LH）的分泌功能低下，故属于低促性腺激素、低雌激素性闭经，是目前最常见的闭经原因。尤其是现今生活节奏加快，女性对自身能力及身材的管理加强，很多女性，尤其是少女，自认为体重偏重，为了让自己尽快苗条起来，就采用了过度节食的方法，非常严格地控制饮食，结果体重确实降下来了，但月经却"不辞而别"了，这种就是功能性的下丘脑闭经。临床上除功能性外，还有基因缺陷或器质性、药物性三大类下丘脑性闭经。

(1) 功能性闭经：此类闭经是因各种应激因素抑制下丘脑GnRH 分泌引起的闭经，治疗及时可逆转。如更换生活环境或承受精神打击后可能出现的应激性闭经；长期持续的剧烈运动或训练可能出现的运动性闭经；近年来减肥流行，过度控制饮食导致的体重急剧下降（体重减轻 10%～15%）可引发下丘脑多种神经内分泌激素分泌水平下降，进而出现营养性及神经性闭经。

(2) 基因缺陷及器质性闭经：基因缺陷性闭经是因基因缺陷引起的先天性 GnRH 分泌缺陷。主要为伴有嗅觉障碍的 Kallmann 综合征与不伴有嗅觉障碍的特发性低 Gn 性闭经。Kallmann 综合征是由于染色体 Xp22.3 的 *KAL-1* 基因缺陷所致，特发性低 Gn 性闭经是由于 GnRH 受体 1 基因突变所致。下丘脑肿瘤（最常见的为颅咽管瘤）可导致器质性闭经，炎症、创伤、化疗等也有可能导致闭经。

(3) 药物性闭经：长期使用抑制中枢或下丘脑的药物，如抗精神病药物、抗抑郁药物、避孕药、甲氧氯普胺（灭吐灵）、阿片等可抑制 GnRH 的分泌而致闭经，部分患者停药后可恢复月经。

2. 垂体性闭经

垂体性闭经是由于垂体病变致使 Gn 分泌降低而引起的闭经。

(1) 垂体肿瘤：最常见的是分泌泌乳素（prolactin，PRL）的垂体微腺瘤，闭经程度与 PRL 对下丘脑 GnRH 分泌的抑制程度有关。

(2) 空蝶鞍综合征：由于蝶鞍隔先天性发育不全或肿瘤及手术破坏蝶鞍隔，使充满脑脊液的蛛网膜下腔向垂体窝（蝶鞍）延伸，压迫腺垂体，使下丘脑分泌的 GnRH 和多巴胺经垂体门脉循环向垂体的转运受阻，从而导致闭经，可伴 PRL 水平升高和溢乳。

(3) 先天性垂体病变：先天性垂体病变包括单一 Gn 分泌功能低下的疾病和垂体生长激素缺乏症。前者可能是 LH 或 FSH 的 α、β 亚单位分子结构异常或其受体异常所致，后者则是由于脑垂体前叶生长激素分泌不足所致。

(4) Sheehan 综合征：Sheehan（席汉）综合征是由于产后出血和休克导致的腺垂体急性梗死和坏死，可引起腺垂体功能低下，从而出现低血压、畏寒、嗜睡、食欲减退、贫血、消瘦、产后无泌乳、脱发及低 Gn 性闭经。

3. 卵巢性闭经

绝大部分卵巢性闭经为先天性发育问题，如染色体异常、酶缺陷及卵巢不敏感综合征等，这些病症不属于本章的讨论范围。能够导致继发性闭经最常见的卵巢疾病为多囊卵巢综合征（PCOS）、卵巢早衰（premature ovarian failure，POF）及有激素分泌功能的卵巢肿瘤。

(1) 多囊卵巢综合征（PCOS）：PCOS 的基本特征是排卵障碍及高雄激素血症，常伴有卵巢多囊样改变和胰岛素抵抗。PCOS 病因尚未完全明确，目前认为，这是一种遗传与环境因素相互作用的疾病。临床常表现为月经稀发、闭经及雄激素过多等症状，育龄期妇女常伴不孕。近年来，因生活压力的增大，女性职场需求的增强，该病的发病率呈逐年上升的趋势。

(2) 卵巢早衰（POF）：指女性40岁以前由于卵巢功能减退引发的闭经，伴有雌激素缺乏症状。激素特征为Gn水平升高，特别是FSH水平升高，FSH > 40U/L，伴雌激素水平下降。与遗传因素、病毒感染、自身免疫性疾病、医源性损伤或特发性原因有关。

(3) 分泌雄激素的卵巢肿瘤：主要有卵巢性索间质肿瘤，包括卵巢支持 - 间质细胞瘤、卵巢卵泡膜细胞瘤等。临床表现为明显的高雄激素血症体征，并呈进行性加重。

(4) 先天性性腺发育不全：患者性腺呈条索状，分为染色体异常和染色体正常两种类型。染色体异常型45, X0综合征，染色体核型为45, X0及其嵌合体，如45, X0/46, XX或45, X0/47, XXX，也有45, X0/46, XY的嵌合型。45, X0的女性除性征幼稚外，常伴面部多痣、身材矮小、蹼颈、盾胸、后发际低、腭高耳低、肘外翻等临床特征，称为Turner（特纳）综合征。染色体正常型染色体核型为46, XX或46, XY，称XX型或XY型单纯性腺发育不全，可能与基因缺陷有关，患者为女性表型，性征幼稚。

(5) 酶缺陷：包括17α-羟化酶或芳香酶缺乏。患者卵巢内有许多始基卵泡及窦前卵泡和极少数小窦腔卵泡，由于上述酶缺陷引起雌激素合成障碍，导致低雌激素血症及FSH反馈性升高。临床多表现为原发性闭经、性征幼稚。

(6) 卵巢抵抗综合征：患者卵巢对Gn不敏感，又称卵巢不敏感综合征。Gn 受体突变可能是发病原因之一。卵巢内多数为始基卵泡及初级卵泡，无卵泡发育和排卵。内源性 Gn 特别是 FSH 水平升高，可有女性第二性征发育。

4. 子宫性及下生殖道异常性闭经

(1) 子宫内膜损伤：一般发生在反复人工流产术后、刮宫、宫腔感染或放疗后。子宫内膜有结核时也可使宫腔粘连变形、缩小，最后形成瘢痕组织而引起闭经。宫腔粘连时可因子宫内膜无反应及子宫内膜破坏的双重原因引起闭经。Asherman 综合征为子宫性闭经最常见原因。

近年来随着人工流产的增多，人流后内膜损伤、菲薄或粘连的发病率增高，甚至有患者因此导致不孕。故人流术后内膜的保护问题应该引起重视。

(2) 下生殖道异常性闭经：绝大部分也是先天性疾病导致的，主要包括宫颈闭锁、阴道横膈、阴道闭锁及处女膜闭锁等。宫颈闭锁可因先天性发育异常和后天宫颈损伤后粘连所致，常引起宫腔和输卵管积血。

5. 比较常见的其他系统疾病导致的闭经

(1) 先天性肾上腺皮质增生症（congenital adrenal hyperplasia，CAH）：常染色体隐性遗传病。严重的先天性 CAH 患者可导致女性出生时外生殖器男性化畸形。轻者青春期发病，可表现为与 PCOS 患者相似的高雄激素血症体征及闭经。

(2) 甲状腺疾病：常见的甲状腺疾病为桥本病及毒性弥漫性甲状腺肿（Graves 病）。常因自身免疫抗体引起甲状腺功能减退或亢进，并抑制 GnRH 的分泌从而引起闭经，也可因抗体的交叉免疫破坏卵巢组织而引起闭经。

★相关知识链接

就诊导航——到底去看哪个科室

有时闭经的病因很难找到，如闭经时间延长，有可能对女性的身心造成较为严重的影响。所以一旦月经出现异常，应及时到医院就诊。以下是就诊时应该注意的事项。

应首先至妇产科就诊，如伴有甲状腺功能异常或怀疑库欣综合征应至内分泌科就诊。一旦月经停止来潮，应首先排除生理性原因，如妊娠、哺乳期、围绝经期等，然后再进一步排除病因，完善检查，根据检查结果决定治疗方案。目前是信息爆炸时代，很多患者有在网上搜索自身症状的习惯，但是网络信息过于庞杂，患者又并非专业医务人员，很难判断信息是否可信，所以一定要前往正规医院就诊，切不可随意听信各种小广告，如有疑问及时咨询医生。

※ 科普答疑

1.问：我最近节食减肥，月经开始不规律了，量也明显减少，这与减肥有关系吗？

答：因为减肥采用了过度节食的方法，非常严格地控制饮食，结果体重确实降下来了，但月经却"不辞而别"。这种就是功能性的下丘脑闭经。需要到医院检查，排除器质性疾病，不能自行观察。

2.问：我50岁了，月经不规律3年多了，最近这半年都没来，最近这几天干了点儿重活儿，又来了。需要到医院检查吗？

答：这种情况必须到医院查明出血部位及原因，排除绝经后生殖内分泌系统的恶性病变。

3.问：我最近健身强度比较大，快有3个月没有规律地来月经了，量很少，周期也不规律，需要到医院检查吗？

答：这种情况或许与体力活动过度相关，但是需要到医院检查性腺激素六项，排除其他生殖内分泌系统的疾病。健身需适度，一旦过量，有可能导致无法恢复的生殖内分泌系统功能紊乱。

4.问：我从月经初潮开始，周期就不规律，最长半年多来一次月经，最短十几天，我想查一下内分泌，应该什么时间去医院啊？

答：这种情况最好是在月经见血第2～4天前往医院抽血检查性腺激素六项，无须空腹，尽量在上午抽血。

5.问：我最近换了生活的城市，换了工作，月经开始不规律，应该怎么办啊？

答：可以先到医院查性腺激素六项和妇科超声，排除生殖系统的器质性疾病后，考虑这种情况与环境和工作的改变相关，可以调整情绪，观察病情变化。

6.问：我3个月以前做了人工流产，术后至今没有来月经，怎么办？

答：这种情况请尽快到医院检查，首先排除再次妊娠，然后可以考虑行妇科超声检查，必要时宫腔镜检查，查看有无宫腔粘连、宫腔形态失常等。

（俞　凌）

第 7 章　非周期性下腹疼痛

一、盆腔炎

无论你来自哪里，只要是女性，都有一个神秘的"聚宝盆"——盆腔。这个"聚宝盆"很娇嫩，如果不好好呵护它，就容易患上一种顽固的疾病——盆腔炎，一旦患上这种疾病，则会给女性朋友带来很多困扰。该病患者大都是因下腹部疼痛、腰酸、发热等症状前来妇科急诊收治住院治疗。盆腔炎究竟有何特点？为何难以根除？就让我们一起来揭开它的神秘面纱！

盆腔炎性疾病指女性上生殖道的一组感染性疾病，主要包括子宫内膜炎、输卵管炎、输卵管卵巢脓肿、盆腔腹膜炎。炎症可局限于一个部位，也可同时累及几个部位，以输卵管炎、输卵管卵巢炎最常见。

【分类】

盆腔炎分急性和慢性两类：急性盆腔炎发展可引起弥散性腹膜炎、败血症、感染性休克，严重者可危及生命，若在急性期未能彻底治愈，则转为慢性盆腔炎，往往经久不愈，并可反复发作，严重影响妇女的生活及工作。

【症状】

下腹痛、阴道分泌物增多，有时会出现阴道脓性分泌物并伴有异味。腹痛呈持续性，在活动或性交后加重。严重者可出现高热、寒战、头痛。

【体征】

子宫压痛，若是输卵管脓肿，可触及包块，压痛明显。

【检查】

(1) 辅助 B 超检查或磁共振检查显示输卵管增粗、输卵管积液、伴或不伴输卵管卵巢肿块。

(2) 实验室检查：血白细胞、C 反应蛋白升高，阴道分泌物可见大量白细胞，可行性病病原体检测。

【治疗】

主要为抗生素药物治疗，必要时手术治疗。若一般情况好，症状轻，可在就诊妇科门诊开具口服抗生素或输液。如果情况差，病情严重，伴有发热、输卵管脓肿，需住院治疗。抗生素控制不满意的输卵管卵巢脓肿或盆腔脓肿及脓肿破裂，需手术治疗。

若未能得到及时诊治会出现不孕、慢性盆腔痛、异位妊娠、盆腔炎反复发作等。

【预防】

注意性生活卫生，及时治疗生殖道感染。及时治疗盆腔炎性疾病，防止后遗症发生。

二、异位妊娠

在医学术语上的"异位妊娠",俗称"宫外孕"。很多患者误将异常的阴道出血当作月经,有些人对疼痛不敏感,或者可能没有太明显的腹痛症状,个别患者有休克的表现。不管如何,医生需要综合多方面的信息来进行诊断。查清楚到底有没有怀孕,对医生来说非常有助于鉴别诊断。此外,就医的时候一定不能向医生隐瞒病史,有的患者在描述病史时坚决否认有性生活史,但是经过一系列的检查,最后却被诊断为宫外孕,这样的隐瞒不仅无助于医生的快速诊断,最重要的是延误患者自身的病情,甚至可能导致危及生命的严重后果。

受精卵是在母体的输卵管内完成受精,然后随着输卵管内纤毛的摆动,将受精卵传输到子宫腔内,在子宫内种植下来,才会继续发育下去。而这个过程一旦受到某些因素的影

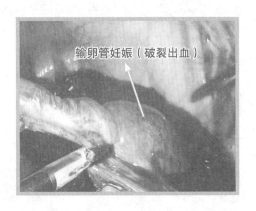

输卵管妊娠(破裂出血)

响，使受精卵无法被转运到子宫内，在子宫之外的地方受孕，那么就有可能出现异常部位妊娠。95% 为输卵管妊娠，少见的有卵巢妊娠、腹腔妊娠、宫颈妊娠、阔韧带妊娠等。输卵管妊娠以壶腹部妊娠最多见，是早期异位妊娠患者死亡的主要原因。异位妊娠多是因输卵管炎症、手术史、发育不良等所导致。

【症状】

异位妊娠的典型三联征是停经、下腹痛、阴道流血。腹痛表现为一侧下腹部隐痛或酸胀感，当发生输卵管妊娠流产或破裂时，下腹部呈撕裂样疼痛，常伴有恶心、呕吐。当血液积聚于子宫直肠陷凹时，可出现肛门坠胀感，个别还会出现腹泻等症状。阴道流血不规则，且量少，呈暗红或深褐色，一般少于月经量，少数患者阴道流血量较多，与月经量相近。

【体征】

腹腔出血多时，可出现面色苍白、脉搏快而细弱、心率增快、血压下降等休克表现。腹腔内出血吸收时体温升高，但不超过 38℃。下腹明显压痛及反跳痛，以患侧为著，出血多时，叩诊有移动性浊音，有些患者可触及下腹包块。妇科检查发现有些患者后穹窿饱满、有触痛，宫颈举痛及摇摆痛。子宫压痛时，若是输卵管脓肿，可触及包块，压痛明显。内出血多时，子宫有漂浮感。

【检查】

超声检查有助于明确异位妊娠部位和大小。血人绒毛膜促性腺激素（human chorionic gonadotropin，HCG）测定阳性。

【治疗】

包括药物治疗、手术治疗、期待治疗。药物治疗主要采用的是化学药物治疗。其主要适用于妊娠囊直径＜4cm，血HCG＜2000U/L，输卵管妊娠未发生破裂，无明显内出血者。手术治疗主要适用于生命体征不平稳或有腹腔内有出血征象、异位妊娠病情进展者，药物治疗无效或禁忌者等也需要手术治疗。目前循证依据支持对侧输卵管正常者，行患侧输卵管切除术更合适。期待治疗适用于病情稳定，血HCG水平较低且呈下降趋势。

三、卵巢囊肿破裂

尽管卵巢囊肿在妇科疾病中很常见，但是很多女性对卵巢囊肿知之甚少，甚至还会有一些认识上的误区。很多患者当得知自己患上卵巢囊肿时由于不了解这个疾病而惊慌失措。我们要了解囊肿的性质，对于功能性囊肿完全不必有过多的顾虑。

【分类】

卵巢是女性重要的生殖器官之一，具有生殖和内分泌功能。卵巢囊肿是指卵巢内有囊性的肿物形成，可分为肿瘤性和非肿瘤性两种类型。肿瘤性囊肿即为卵巢肿瘤，约3%卵巢肿瘤会发生破裂。非肿瘤性囊肿包括卵巢的功能性囊肿和子宫内膜异位囊肿。各种年龄均可患病，但以20—50岁的女性最为多发。

(1) 功能性囊肿：大多数情况下不需要手术，会自行消失。

育龄期女性，每个月排卵时，卵巢的结构也符合"囊肿"的形态特征。卵泡长得大的时候可以达到 3～4cm，形成"卵泡囊肿"，卵泡排卵后，黄体消退过程中可能发生囊性变，形成"黄体囊肿"，这些都属于生理性囊肿。

(2) 炎症性囊肿：患过盆腔炎的女性，盆腔形成粘连带，一些膜状的粘连带相互围绕，包成一个球形，聚集了炎性的液体，临床上称为"炎性包块"。炎性包块治疗后可能复发，但是一般不会癌变。

(3) 肿瘤性囊肿：是由于卵巢细胞发生病变而形成，和肿瘤的发病机制一样。由于卵巢的组织成分复杂，所以这类囊肿的种类繁多，绝大多数为良性，少数为恶性（癌）。

(4) 出血性囊肿：有时滤泡囊肿及黄体囊肿生长过速，造成卵巢的组织牵扯而裂开流血，血液因没有出口出去而积在卵巢里，称为出血性囊肿。这种一般会自行消失，但所需时间较长，身体不适较为明显则可服药减缓症状，只有在少数情况下才需要手术。

(5) 卵巢子宫内膜异位囊肿：异位子宫内膜在卵巢皮质内生长，形成单个或多个囊肿。每个月月经期出血，陈旧性血液在囊内聚集，形成咖啡色黏稠液体，似巧克力样，俗称"卵巢巧克力囊肿"。

【症状】

无停经史，下腹一侧呈突发性疼痛，随后持续性坠痛，时有阴道流血。症状轻重取决于破口的大小及流入腹腔囊液的性状及数量。

【体征】

体温正常或略高，无休克或轻度休克，患侧腹部压痛明显，有时可触及囊肿。囊肿破裂可引起腹膜刺激征，囊壁血管破裂出血。腹腔出血多时，患者可出现面色苍白、脉搏快而细弱、心率增快、血压下降等休克表现。出血多时，叩诊有移动性浊音。

【检查】

超声检查显示卵巢囊肿，或因破裂囊肿内容物流出，囊肿塌陷，无法显示卵巢囊肿，可显示盆腔积液。如为卵巢子宫内膜异位囊肿，糖类抗原125（cancer antigen 125，CA125）会升高。

【治疗】

主要为药物保守治疗。一部分患者如出现生命体征不平稳或腹腔内出血征象，需手术止血治疗。

四、卵巢囊肿蒂扭转

常在患者突然改变体位时，或妊娠期、产褥期子宫大小、位置改变时发生蒂扭转。卵巢肿瘤蒂扭转的蒂由骨盆漏斗韧带、卵巢固有韧带和输卵管组成。发生急性扭转后，因静脉回流受阻，瘤内极度充血或血管破裂致瘤内出血，导致瘤体迅速增大。若动脉血流受阻，肿瘤发生坏死变为紫黑色，可破裂和继发感染。有时不全扭转可自然复位，腹痛随之缓解。蒂扭转一经确诊，应尽快手术。

卵巢囊肿蒂扭转是妇科常见急腹症之一，因卵巢囊性病变引起卵巢体积增大再加之卵巢活动度好，易形成蒂扭转。多发生于单侧卵巢。

【症状】

无停经史，下腹一侧呈突发性疼痛，随后持续性坠痛，时有阴道流血。症状轻重取决于破口的大小及流入腹腔囊液的性状及数量。

【体征】

突发一侧下腹剧痛，常伴恶心、呕吐甚至休克。当扭转蒂部自然复位或肿瘤完全坏死时，腹痛可减轻。宫颈有举痛和摇摆痛，子宫正常大小，一侧附件区扪及肿物，张力高，有压痛，以蒂部最明显。

【检查】

超声检查显示卵巢囊肿大小、性质、血供等情况。如伴有感染，血白细胞、C 反应蛋白升高。

【治疗】

最终确诊需住院采取手术探查，明确诊断的同时复位卵巢囊肿，避免长时间扭转影响血供而导致卵巢坏死。

五、流产

我们在门诊出诊时经常遇到两类患者，一类是怀孕后出现了自然流产；一类是做了流产术后怀孕困难。这些行为让医生很是纠结，在患者终止妊娠的同时还要承受着不孕的风险。

所以对于不想要孩子的女性，要做好避孕措施，才能更好地保护自己，以保障日后妊娠的机会。

妊娠不足 28 周、胎儿体重不足 1000g 而终止妊娠者称流产。流产分为自然流产和人工流产。

【症状】

主要症状是阴道流血和腹痛。往往先有腹痛，然后出现阴道流血。特点为阵发性下腹疼痛。

【体征】

流产时需要测量患者体温、脉搏、呼吸、血压，观察有无贫血及感染征象。还需检查子宫大小、宫颈口是否扩张、有无妊娠物堵塞宫颈口、附件区有无压痛。具体体征根据妊娠周数及流产过程不同而异。

【检查】

B 超检查目前应用较广。对疑为先兆流产者，可根据妊娠囊的形态、有无胎心反射及胎动，确定胚胎或胎儿是否存活，以指导正确的治疗方法。不全流产及稽留流产等均可借助 B 超检查加以确定。另外，还需行血 HCG 的定量测定。

【治疗】

需行诊刮术。如有感染，则在控制感染的同时还要尽快清除宫内残留物。

※ 科普答疑

1. 问：患者的 B 超检查结果提示盆腔积液，某医院诊断她得了盆腔炎，但没有任何不适症状，这是盆腔炎吗？需要治疗吗？

答：不一定。如果只是少量盆腔积液，是在排卵后，没有炎症表现，可以不用在意。

2. 问：下腹痛都是盆腔炎吗？

答：不都是。很多疾病都会引起下腹痛，如宫外孕、阑尾炎、膀胱炎、肠梗阻、流产等都有不同程度的腹痛，所以必要的检查可以帮助作出正确的判断。

3. 问：慢性盆腔炎会导致不孕吗？

答：可能会。有些患者因不孕就诊，检查发现慢性盆腔炎，腹腔镜探查见子宫输卵管粘连严重，会导致不孕。

4. 问：盆腔炎需要治疗吗？

答：需要。盆腔炎一旦确诊，不仅需要治疗，还要积极治疗，否则会发展成慢性盆腔炎，出现严重并发症，影响患者身体健康及生活质量。

5. 问：为什么现代女性宫外孕的比例比较高，是什么原因导致的？

答：输卵管炎症、输卵管手术史、既往宫外孕史、输卵管发育不良或功能异常、辅助生殖技术、避孕失败等均可导致宫外孕。

6. 问：宫外孕患者会有生命危险吗？

答：一般情况下，宫外孕是不会危及患者生命的，但是有个别情况，非常危险。主要原因是胚胎不断增大，导致输卵管或者妊娠部位的大出血，甚至有可能是特别凶险的出血。曾有患者送到急诊室的时候出现血压下降、烦躁等休克症状，即刻送到手术室进行手术，发现腹腔内已经有2000多毫升的出血了，输卵管的血管局部在汹涌渗血，快速止血了以后，挽救了一条生命。因此，宫外孕类似于一个定时炸弹，大部分定时炸弹没爆炸，有的炸弹小爆一下，有的炸弹却会要了命。

7. 问：宫外孕术后，以后还有机会怀孕吗？

答：如果因宫外孕行患侧输卵管切除，对侧输卵管通畅，以后仍有50%的概率怀孕。

8. 问：宫外孕可以预防吗？

答：不能。大部分宫外孕的原因是由于输卵管的炎症而导致的，另外输卵管周围的炎症也会影响到输卵管的运行，比如阑尾炎、盆腔炎、腹膜炎及盆腔积液等。所以在平时的日常生活中，我们就要注意防止输卵管发生炎症。由于输卵管在女性的盆腔里面，所以一定要防止女性盆腔炎的发生。在日常生活中要注意个人卫生，尽量不要将细菌带入到盆腔。避免人工流产，因为做人工流产手术很容易在手术中将炎症带到子宫腔，从而引起输卵管的炎症。

9. 问：如何降低宫外孕发生率？

答：要注意生理卫生，预防生殖道感染；要有计划孕育，防止意外妊娠。

10. 问：卵巢囊肿需要做手术吗？

答：不一定。如果囊肿直径小于5cm，又无证据提示肿瘤的话，多为功能性囊肿，可2～3个月检查一次，以后再根据情况调整检查间隔时间；若囊肿直径大于5cm，则多为卵巢肿瘤，一般需要手术治疗，否则随时都有发生破裂或蒂扭转的可能而危及生命。

11. 问：绝经就不会得卵巢囊肿吗？

答：不是，相反，老年女性尤其需要当心。如果是绝经后妇女发现卵巢囊肿，更要高度警惕，因为此时期已经不存在生理性囊肿了，所以有可能提示的就是卵巢肿瘤，一定要重视每年体检。

12. 问：卵巢囊肿会恶变吗？

答：有恶变可能，可以定期检查B超及抽血化验CA125、糖类抗原19-9（carbohydrate antigen 19-9，CA19-9）、癌胚抗原（carcinoembryonic antigen，CEA）及甲胎蛋白（alpha-fetoprotein，AFP）等肿瘤标志物来判断有无恶变可能。

13. 问：卵巢囊肿蒂扭转一定要手术吗？

答：不一定。根据蒂扭转情况及临床症状体征来决定，如果是不全扭转，自动复位，腹痛消失，可以不需要手术治疗。如果扭转情况严重，腹痛明显，一经确诊，需要尽快手术治疗，避免长时间缺血，导致卵巢坏死。

14. 问：如果出现卵巢囊肿蒂扭转，需要切掉卵巢吗？

答：不一定。如果术中经过扭转复位，卵巢恢复血供，可以保留卵巢。如果术中发现卵巢呈黑紫色，缺血时间长，已坏死，需要切除卵巢。

15. 问：流产后会影响怀孕吗？

答：会。流产后会引起宫腔粘连、子宫内膜薄、继发感染等严重后果，诱发盆腔炎等，导致不孕。

16. 问：自然流产后需要来医院就诊吗？

答：需要，要做相关检查看宫腔内有无残留，是否需进一步治疗。

17. 问：流产后阴道流血要多长时间才能停止？

答：一般不会超过1周，如果超过1周，需到医院就诊。

（罗　娜）

第 8 章　周期性下腹痛

下腹痛有多种原因，如果女性下腹痛时间与月经周期相关，我们称之为周期性下腹痛。月经期出现腹痛者可能为：原发性痛经或继发性痛经。

一、原发性痛经

原发性痛经为痉挛性无盆腔器质性病变的痛经，通常发生于初潮后的 1 年内，原发性痛经仅发生于有排卵周期女性。也称功能性痛经。

【症状】

原发性痛经的主要症状有头痛乏力、头晕、恶心呕吐、腹泻、腰腿痛，严重时面色发白、出冷汗。妇科检查时常无异常发现，其是年轻女性十分常见的病症。痛经系指经期前后或行经期间，出现下腹部痉挛性疼痛，并有全身不适，严重影响日常生活。一般不会进行性加重。

【病因】

原发性痛经一般认为应归咎于内膜管型脱落（膜性痛经）、

子宫发育不全、子宫屈曲、颈管狭窄、不良体姿及体质因素、变态反应状态及精神因素等。

原发性痛经常发生在年轻女性，初潮后数月（6～12个月）开始，30岁以后发病率开始下降。疼痛常在月经即将来潮前或来潮后开始出现，并持续在月经期的前48～72h，疼痛常呈痉挛性，有时很重，以至于需卧床数小时或数天。疼痛集中在下腹正中，有时也伴腰痛或放射至股内侧。盆腔检查常无阳性发现。

【分型】

关于痛经程度的判定，一般根据疼痛程度及对日常活动的影响、全身症状、止痛药应用情况而综合判定。

(1) 轻度：有疼痛，但不影响日常活动，无全身症状，很少用止痛药。

(2) 中度：疼痛使日常活动受影响，工作能力亦有一定影响，很少有全身症状，需用止痛药，且有效。

(3) 重度：疼痛使日常活动及工作明显受影响，全身症状明显，普通止痛药效果有限。

二、子宫内膜异位囊肿

子宫内膜异位囊肿，又称"巧克力囊肿"，是子宫内膜异位症的一种。子宫内膜异位症是指有活性的内膜细胞种植在子宫内膜以外的位置而形成的一种女性常见妇科疾病。内膜细胞本该生长在子宫腔内，但由于子宫腔通过输卵管与盆腔相通，因此使得内膜细胞可经由输卵管进入盆腔异位生长。目前对此病的发病机制有多种说法，其中被普遍认可的是子宫内膜种植学说。本病多发生于育龄期女性，青春期前不发病，绝经后异位病灶可逐渐萎缩退化。组织学上是良性疾病，但具有浸润、转移、复发等恶性行为，是妇女常见病及多发病。

子宫内膜异位症的主要病理变化为异位内膜周期性出血及其周围组织纤维化，形成异位结节。痛经、慢性盆腔痛、月经异常和不孕是其主要症状。病变可以波及所有的盆腔组织和器官，以卵巢、子宫直肠陷凹、宫骶韧带等部位最常见，也可发生于腹腔、胸腔、四肢等处。

【症状】

(1) 痛经：痛经是子宫内膜异位症最典型的症状，呈继发性伴进行性加重，常于月经来潮前 1 ～ 2 天开始，经期第 1 天最剧烈，以后逐渐减轻，至月经干净时消失。

(2) 月经异常：子宫内膜异位症患者可以发生卵巢功能失调，如排卵异常等。

(3) 不孕：子宫内膜异位症患者常伴有不孕，主要是因为子宫内膜异位症常可引起输卵管周围粘连，或因卵巢病变影响排卵。

(4) 性交疼痛：子宫直肠陷凹、阴道直肠隔的子宫内膜异位症可以引起性交痛（深部触痛）、经期排便次数增加、疼痛（里急后重）。

(5) 其他：子宫内膜异位至膀胱者，出现有周期性尿频、尿痛、血尿。腹壁瘢痕及脐部的子宫内膜异位症则出现周期性局部肿块及疼痛。肠道子宫内膜异位症患者可出现腹痛、腹泻或便秘，甚至有周期性少量便血。异位内膜侵犯和压迫输尿管时，可出现一侧腰痛和血尿，但极罕见。

妇科检查可触及盆腔内有不活动包块或触痛性结节者，一般即可初步诊断为盆腔子宫内膜异位症。诊断子宫内膜异位症应行三合诊检查，必要时可在月经周期的中期和月经的第2天，各做一次检查，检查时可触及张力较大的包块并有压痛，破裂后发生内出血，表现为急性腹痛（一般发生在月经期）。

【检查】

(1) B超检查：可确定子宫内膜异位囊肿的位置、大小、形状及发现妇科检查时未触及的包块。

(2) 腹腔镜检查：见到异位病灶或对可见病灶进行活检以确诊，并可根据镜检的情况决定盆腔子宫内膜异位症的临床分期及确定治疗方案。在腹腔镜下应注意观察子宫、输卵管、卵巢、子宫骶骨韧带、盆腔腹膜等部位有无子宫内膜异位病灶。根据腹腔镜检查或手术所见情况，对子宫内膜异位症进行分期及评分。

(3) 血清学检查：血清CA125可升高、人附睾蛋白4（human epididymis protein 4，HE4）可正常。

【治疗】

子宫内膜异位症的治疗方案，因病情的轻重、患者的年龄和生育情况不同而有所不同。如病情较重，或表现为严重的痛经，或盆腔检查发现有肯定的内膜异位结节，就必须采取药物或手术治疗。

(1) 药物治疗

①假孕疗法：用孕激素类药物，以更大的剂量不间断地长期服用，使得月经停止来潮，子宫内膜及异位的子宫内膜在药物作用下发生类似妊娠的反应，所以又叫"假孕疗法"。用于这种疗法的药物很多，并且还在发展，口服的药物主要有甲羟孕酮、醋酸甲羟孕酮、孕三烯酮等，肌注的有己酸孕酮。高效孕激素持续口服 6 个月，才可以使异位内膜停止活动，最后发生萎缩，从而产生疗效。

②假绝经疗法：该疗法在治疗时可选用以下药物。

a. 丹那唑：是一种雄激素的衍生物，效果较好，但有比较大的不良反应。

b. 促性腺激素释放激素激动药（gonadotropin-releasing hormone agonist，GnRH-a）：目前广泛使用的是戈舍瑞林，它能非常强烈地抑制卵巢的功能，使其几乎完全失去作用，从而达到治疗目的，并且这种药物是一种长效缓释制剂，只需 1 个月皮下注射一次，非常方便。这类药物能使子宫内膜产生类似绝经妇女内膜萎缩的现象，故称假绝经疗法。

c. 孕三烯酮：月经第 1 天开始服用，每次 2.5mg，每周 2 次，连服 3 ～ 6 个月。

(2) 手术治疗：可行腹腔镜下手术或经腹手术。一般认为卵巢上发生的巧克力囊肿，病变体积往往较大，或发生在其他部位的子宫内膜异位结节，直径在 2cm 以上者，不易用药物控制，而需要手术治疗；或者经过 6 个月甚至 1 年的药物治疗，病情仍不见好转，也应考虑手术切除。随着近年来腹腔镜的广泛应用，腹腔镜手术和 GnRH-a 药物的结合，已成为越来越广泛的治疗方案。具体的手术方式有以下几种。

①保留生育功能手术：适用于年轻，渴望生育的轻中度病例。

②保留卵巢功能的手术：适用于年轻、无生育要求的中重度病例。

③根治性手术：适用于年龄较大、无生育要求的重度病例。

如果患者年轻，没有子女，手术时一般只将内膜异位的病变切除，而将子宫和正常卵巢组织保留下来，称为保守性手术（保留生育功能手术）。这种手术保留了生育的可能性，但复发机会较大。

如已有子女且患者年龄较大（大于 35 岁），可以在切除内膜异位病变的同时，切除子宫，但保留正常的卵巢组织，称为半保守手术（保留卵巢功能手术）。此法从长远来看，效果优于保守性手术，但不能绝对防止复发。

如果患者年近绝经期，或内膜异位病变过于广泛，难于彻底根除，则在手术时应将子宫卵巢一同切除，称为根治性手术。

三、子宫腺肌病

子宫腺肌病是子宫内膜腺体和间质侵入子宫肌层形成弥漫性或局限性的病变，是妇科常见病。

子宫腺肌病过去多发生于 40 岁以上的经产妇，但近些年呈逐渐年轻化趋势，这可能与剖宫产、人工流产等手术的增多相关。本病的治疗手段较多，临床决策需结合患者的年龄、症状及生育要求进行个体化选择。并且常常结合手术、药物等综合性治疗方案。

【症状】

(1) 痛经：是主要症状，多为继发性进行性加重的痛经。常在月经来潮前 1 周开始出现，当经期结束痛经即缓解。这是因为月经时子宫肌层内的异位子宫内膜在卵巢激素的影响下充血、肿胀及出血，同时还增加了子宫肌层血管的血量，使坚厚的子宫肌层扩张，引起严重的痛经。

(2) 月经失调：主要表现为经期延长、月经量增多，部分患者还可能出现月经前后点滴出血。这是因为子宫体积增大、子宫腔内膜面积增加及子宫肌壁间病灶影响子宫肌纤维收缩引发。严重的患者还可导致贫血。

(3) 无明显症状：大约有 35% 的患者无明显症状。

医生做妇科检查时发现子宫均匀增大呈球形，子宫腺肌瘤可表现为质硬的结节。子宫一般不超过妊娠 12 周大小。临近经期，子宫有触痛感；经期，子宫增大，质地变软，压痛比平时更明显；经期后，子宫缩小。这种周期性出现的体征改变是诊断本病的重要依据之一。子宫常与周围尤其是后面的直肠粘连而活动较差。15% ～ 40% 患者合并子宫内膜异位症，约半数患者合并子宫肌瘤。

【治疗】

临床决策需结合患者的年龄、症状及生育要求进行个体化选择。并且常常结合手术、药物等综合性治疗方案。

(1) 药物治疗

①对症治疗：对于那些症状较轻，仅要求缓解痛经症状，尤其是近绝经期的患者，可以选择在痛经时予以非甾体抗炎药对症处理。因为异位的子宫内膜在绝经后会逐渐萎缩，所以此类患者在绝经后病痛就会得到解除而不需手术治疗。

②假绝经疗法：可用促性腺激素释放激素激动药（GnRH-a），使体内的激素水平达到绝经的状态，从而使异位的子宫内膜逐渐萎缩而起到治疗的作用。此方法又称为"药物性卵巢切除"或"药物性垂体切除"。

③假孕疗法：部分学者认为口服避孕药物或孕激素可以使异位的子宫内膜蜕膜化和萎缩而起到控制子宫腺肌病发展的作用。

④宫腔放置曼月乐环：可用于痛经严重伴有经量增多，子宫小于妊娠 12 周大小的患者。

(2) 手术治疗：包括根治手术和保守手术。根治手术即为子宫切除术，保守手术包括腺肌病病灶（腺肌瘤）切除术、子宫内膜及肌层切除术、子宫肌层电凝术、子宫动脉阻断术以及骶前神经切除术和骶骨神经切除术等。

①子宫切除术：用于无生育要求、病变广泛、症状严重且保守治疗无效的患者。而且，为避免残留病灶，以全子宫切除为首选，一般不主张部分子宫切除。

②子宫腺肌病病灶切除术：适用于有生育要求或年轻的患者。因为子宫腺肌病的病灶往往弥漫并且与子宫正常肌肉组织界限不清，因此如何选择切除的方式以减少出血、残留并利于术后妊娠是一个很困惑的问题。不同学者有不同的方案，目前并没有一个统一的术式。

(3) 介入治疗：近年来，随着介入治疗技术的不断进步，选择性子宫动脉栓塞术也可以作为治疗子宫腺肌病的方案之一。

子宫腺肌病复发率较高，但进行子宫切除及绝经后疾病就可以得到根治。恶变率较低。

四、宫颈粘连

宫颈粘连是指由于宫颈管黏膜受损伤后粘连致颈管狭窄或闭锁。由于粘连程度与范围不同，可引起宫腔分泌物或经血流通不畅甚至完全受阻，导致宫腔积液、经血潴留，从而发生痛经、隐性闭经，继发感染可致宫腔积脓。患者出现腹痛（有的呈周期性腹痛），也可有体温升高及血白细胞增多。宫颈管粘连病程短者宜用宫颈扩张术恢复通畅，不能用宫颈扩张器分开粘连，须切开分离粘连。

【症状及体征】

(1) 小腹周期性疼痛：一般在人工流产或刮宫术后 1 个月左右，出现突发性下腹痉挛性疼痛，有些患者腹痛剧烈、坐卧不安、行动困难，甚至连排气、排便都很痛苦。

(2) 月经异常

①闭经：对于宫颈完全粘连的闭经患者，有周期性下腹痛现象。

②月经量过少：对宫颈部分粘连的患者，其月经周期可正常。如果是由宫颈炎或者其他炎症引起的，患者可出现月经不调、经期延长、月经血发黑等不正常的现象。

医生行妇科检查时发现宫颈管不通畅或完全闭锁、宫颈管膨大，子宫可增大，经插入子宫探针后，如有积液或暗红色血液溢出，即可明确诊断。

【治疗】

宫颈管粘连病程短者宜用宫颈扩张术恢复其通畅。术后可用金霉素甘油（金霉素＋甘油）或氯霉素鱼肝油（氯霉素＋鱼肝油）涂宫颈管，每天1次，连续3～5天，以防再粘连。有感染者给予抗生素。

病程久而粘连紧密，不能用宫颈扩张器分开粘连者，须切开分离粘连，排出积液或积血后，在宫颈管内放置引流管。

※ 科普答疑

1. 问：痛经应该与什么疾病相区别呢？

答：应与慢性盆腔痛区别，慢性盆腔痛的疼痛与月经无关。还应与继发性痛经及早期的子宫内膜异位症相鉴别。

2. 问：痛经如何治疗呢？

答：首先要打消顾虑，树立信心。痛经时可卧床休息或热敷下腹部，注意经期卫生，可服用一般非特异性止痛药。另外，口服避孕药适用于需要避孕措施的痛经患者，避孕药可抑制排卵，降低月经血中前列腺素的含量、血管升压素及催产素水平，并抑制子宫活动。一般在月经来潮、疼痛开始时服药，疗程2～3天。

3. 问：子宫内膜异位症是怎样得的呢？

答：经血逆流，内膜种植。月经期，经血从宫口、阴道排出体外是顺流而下，但是有小部分经血或因其他原因夹杂着脱落的子宫内膜碎片，由输卵管倒流入腹腔，种植在盆腔脏器的表层形成子宫内膜异位病灶。另外，还有一种医源性的内膜移植，这是一种人为造成的使子宫内膜移植到某些部位，多见于剖宫产术、早中期妊娠行刮宫术、分娩时行会阴侧切术、人工流产术等过程中。子宫内膜异位症具有一定的遗传倾向和家族聚集性，有家族病史的人患此病居多。

4. 问：子宫内膜异位囊肿和哪些疾病鉴别？

答：卵巢恶性肿瘤、盆腔炎性包块、子宫腺肌病。

5. 问：宫颈粘连是如何引起的呢？

答：由于创伤或炎症，导致宫颈管、宫腔完全或不完全粘连。两者可以单独存在，亦可合并存在。宫颈管粘连多发生于人工流产负压吸引损伤了宫颈管内膜，亦可发生于用电灼、冷冻、激光或腐蚀性药物治疗宫颈炎症而伤及宫颈管内膜。

6. 问：子宫内膜异位症重在预防，都有什么预防措施呢？

答：（1）适龄婚育：对晚育妇女，尤其是伴有痛经者，应尽早生育。

（2）药物避孕：已有子女或暂无生育计划的女性，若有痛经，可选择口服避孕药，既可避孕，又可减少子宫内膜异位症的发生。

（3）防止经血逆流：月经期间，禁止一切激烈的体育运动及重体力劳动；经期避免性生活；尽早治疗宫颈粘连等并发经血潴留的疾病。

（4）防止医源性子宫内膜异位症的发生：剖宫产手术时注意保护好切口，避免将子宫内膜带至切口内种植。人工流产时，避免突然降低负压，以防子宫内膜逆流入盆腔。输卵管通气、通水，子宫输卵管造影要在月经干净后 3～7 天进行。

（郭一帆）

第9章　下腹包块、腹胀

一、子宫肌瘤

　　临床诊治过程中经常碰到一些谈"瘤"色变的女性，发现自己患有子宫肌瘤十分恐慌，很紧张地问医生：这种病是不是很严重？是不是一定得做手术？会不会恶变成癌症……更甚者，一定要求医生为其做手术。相反，有一些需要手术的子宫肌瘤女性，却对手术踌躇不决、一推再推，直至病情进展，甚至并发了贫血性心脏病、晕厥或休克等。当然，也经常有患者询问，除了手术，有没有其他治疗方法？

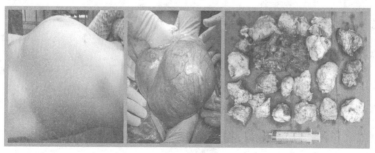

子宫肌瘤

不少患子宫肌瘤的女性会问："我为什么这么倒霉，得了子宫肌瘤？"遗憾的是，子宫肌瘤同其他肿瘤一样，具体病因并没有彻底搞清楚，但一般认为，子宫肌瘤属于一种激素依赖性肿瘤，与女性体内的雌孕激素水平有关，故多发生于生育年龄妇女，妊娠期肌瘤往往迅速增大，而绝经后大多停止生长，甚至萎缩。子宫肌瘤是女性生殖器官中最常见的一种良性肿瘤，也是人体中最常见的肿瘤之一。据报道，35 岁以上妇女中约 20% 患有此病，以 40—50 岁最多见，20 岁以下少见。一般为宫体部位肌瘤（约占 92%），而宫颈肌瘤较少见（约占 8%）。子宫壁结构如同房屋的一堵墙，子宫壁内层即子宫腔的内表面，为黏膜层；子宫壁外表面被覆一层浆膜，为浆膜层；黏膜层和浆膜层之间的部分，为子宫壁的肌层。根据肌瘤与子宫壁的关系，肌瘤分为肌壁间肌瘤（位于子宫壁肌层）、浆膜下肌瘤（位于子宫壁的浆膜层）和黏膜下肌瘤（位于黏膜层）。

【症状】

一些患者并无明显症状，仅于体检时偶然发现肌瘤，症状出现与肌瘤部位、生长速度及肌瘤是否变性密切相关，常见症状有以下几个方面。

(1) 月经改变：最常见症状，多表现为经量多、经期长、月经周期缩短，也有不规则流血者。

(2) 白带异常：白带增多。

(3) 腹部变化：腹部包块。

(4) 下腹疼痛：如肌瘤红色变、浆膜下肌瘤蒂扭转或黏膜下肌瘤娩出时。

(5) 压迫症状：排尿异常、排便异常、尿潴留等。

(6) 下腹坠胀、腰酸背痛。

(7) 不孕：占 25% ～ 40%。

(8) 其他：继发贫血等。

【体征】

临床上多可在腹部扪及质硬、不规则、结节状的肿块。妇科检查时，子宫常增大，表面有不规则、单个或多个结节状突起。浆膜下肌瘤有时可扪及质硬球状物与子宫相连。黏膜下肌瘤子宫常均匀增大，有时宫口扩张，肌瘤位于宫口内或脱出在阴道，呈粉红色、实性、表面光滑，伴感染时表面则有渗出液覆盖或溃疡形成，伴有分泌物异味。

【诊断】

根据病史、体征和超声检查，诊断并不困难。超声检查能区分子宫肌瘤与其他盆腔肿块。磁共振检查可准确判断肌瘤大小、数目和相对位置。

【治疗】

子宫肌瘤的治疗应根据患者年龄、症状及生育要求，以及肌瘤大小、类型、数目全面考虑。

(1) 观察：无明显症状，肌瘤体积较小者一般不需要治疗，特别是近绝经或已绝经的患者，雌激素水平低落，肌瘤可自然萎缩或消失，可每 3 ～ 6 个月随访一次，若随访期间，发现肌瘤增大或出现明显症状，再考虑进一步治疗。

(2) 药物治疗：子宫肌瘤是一种激素依赖性良性肿瘤，发病原因与雌孕激素有关。采用针对女性激素的药物治疗往往能收到暂时缓解的效果，如子宫肌瘤缩小、症状改善、贫血的相关症状得到纠正、手术时术中出血量明显下降等，但如果患者没有绝经，停药后往往又"反弹"。因此，药物治疗主要用于以下几种情况。

①近绝经的子宫肌瘤患者，经药物治疗后，往往可过渡到自然绝经，可达到治疗肌瘤的目的。

②肌瘤合并贫血的患者，为避免术中输血，可以药物治疗达到闭经，使贫血得以纠正后择期手术。

③子宫肌瘤较大时，术前需要将肌瘤体积缩小，以减少手术难度，或者为腹腔镜手术或阴式子宫切除提供机会。

④因子宫肌瘤拟行内镜手术的患者，术前（如宫腔镜下黏膜下肌瘤切除术）可先行药物治疗，缩小瘤体，以便减少术中出血。

⑤有外科手术禁忌的患者，先行药物治疗，缓解症状。

(3) 手术治疗

①手术治疗主要适用于以下几种情况。

a. 因子宫肌瘤导致月经过多，致继发贫血。

b. 严重腹痛、性交痛或慢性腹痛、带蒂肌瘤扭转引起的急性腹痛。

c. 肌瘤体积大压迫膀胱、直肠等引起相应症状。

d. 因肌瘤造成不孕或反复流产；疑有恶变。

②手术方式主要有以下几种。

a. 肌瘤剔除术，其适用于希望保留生育功能的患者，包括肌瘤经腹剔除、黏膜下肌瘤和凸向宫腔的肌壁间肌瘤、宫腔镜下切除及突入阴道的黏膜下肌瘤阴道内摘除。术后有残留或复发可能。

b. 子宫切除术，其适用于不要求保留生育功能或疑有恶变者，可行子宫切除术。术前应行宫颈细胞学检查，排除子宫颈鳞状上皮内病变或宫颈癌。发生于围绝经期的子宫肌瘤要注意排除合并子宫内膜癌。

手术可经腹、经阴道、经宫腔镜及腹腔镜进行。若选择腹腔镜行肌瘤剔除，需要使用肌瘤粉碎器取出切除的肌瘤或子宫体，对于术前无法完全明确诊断的子宫肉瘤或子宫内膜癌，此法有导致恶性肿瘤腹腔内播散的风险。

(4) 介入治疗或子宫动脉栓塞治疗：子宫动脉栓塞术即在局部麻醉下行股动脉穿刺，置入导管，在 X 线数字减影血管造影（digital subtraction angiography，DSA）下通过同轴导丝的引导，超选择性插管至子宫动脉并注入栓塞剂的一种介入性治疗技术。由于子宫肌瘤患者的子宫动脉明显增粗，肌瘤局部的血供非常丰富，栓塞左右子宫动脉后，肌瘤部位的血管供应被阻断，子宫及其肌瘤的平滑肌细胞缺氧，发生细胞变性坏死，从而达到治疗肌瘤的目的。子宫动脉栓塞术能在短期内控制子宫肌瘤导致的月经量过多、过频、经期延长等临床症状，使子宫肌瘤体积缩小，缓解盆腔压迫和贫血症状。

(5) 其他治疗方法：近些年来也有一些新技术用于子宫肌瘤的治疗，如子宫肌瘤的射频自凝刀和刚兴起的聚焦超声治疗技术等，均有一定局限性。其中，高强度聚焦超声（即海扶刀）目前仅用于位于子宫前壁的单个肌瘤，直径 4 ~ 6cm，肌瘤血供不丰富，生长缓慢，患者无生育要求，无手术史，且腹壁较薄。该疗法应用时间尚短，还需要更多的病例来进一步验证。

二、输卵管包块

输卵管包块临床上常见于输卵管积水、输卵管系膜囊肿、输卵管妊娠、输卵管脓肿、输卵管癌等疾病。

【症状】

(1) 输卵管积水：常继发于输卵管炎后，临床上常无明显症状，多为超声检查偶然间发现，合并附件炎时常常伴有患侧下腹部疼痛。

(2) 输卵管系膜囊肿：是长在输卵管与卵巢之间的一种囊肿。这种囊肿里面含有透明的液体，一般不会恶变，临床上常常无明显不适症状，如果囊肿比较大，可发生扭转，则出现腹痛急腹症。

(3) 输卵管妊娠：俗称的"宫外孕"的一种，为胚胎着床于子宫腔以外的部位，临床以输卵管异位妊娠较为多见，常常表现为停经、腹痛、阴道出血。

(4) 输卵管脓肿：多由急性输卵管炎发展而来。炎症使输卵管伞端和峡部粘连，炎性分泌物无法排出，积存而形成输卵管积脓。单纯的卵巢积脓比较少见。卵巢积脓也多因急性输卵管炎引起。如果发生急性输卵管炎时输卵管伞端尚未封闭，其脓性分泌物可以自伞端流入盆腔，引起盆腔脏器的广泛粘连，输卵管和卵巢被包围在其中，渐渐地发展成为输卵管卵巢脓肿。临床上常表现为下腹痛、发热。

【诊断】

临床上经超声检查并结合妇科查体对输卵管包块作出诊断多无困难。输卵管积液超声检查常常表现为附件区腊肠样条状低回声，双合诊可触及增粗的输卵管，临床上多合并盆腔粘连，故活动性一般较差。输卵管系膜囊肿多表现为边界清楚的圆形或类圆形低回声囊肿，一般囊内透声较好，无明显血流信号。输卵管妊娠超声下多表现为患侧附件区卵巢旁混合性回声包块，常伴有盆腔积血，血清 HCG 明显升高，积血多时经阴道后穹窿穿刺可抽出不凝血，结合停经史、腹痛及阴道出血史比较容易作出诊断。输卵管脓肿超声下多表现为混合回声包块，脓液明显时超声下可见回声稍增强样囊液，必要时进一步行盆腔 CT 检查，妇科检查可于附件区明显触及触痛包块，活动性差，血常规白细胞计数、中性粒细胞比率升高，炎症指标升高。

【治疗】

(1) 输卵管积液：对于输卵管积水较轻者、无生育要求者亦可临床定期观察。对于输卵管积水明显，出现腹痛、不孕或者拟行辅助生殖的患者，临床上多需积极治疗。输卵管积水不处理可以使试管婴儿的成功率降低 50%，流产率增加 1 倍。目前国内外生殖医学专家已达成共识：在试管婴儿前要对输卵管积水进行手术治疗。

①输卵管切除术：其是早期使用的方法，输卵管切除术不仅创伤大，手术时间长，而且还可能损伤卵巢的供血动脉，对卵巢功能可能有影响。现在在做试管婴儿前，临床上已很少采用这种方法处理输卵管积水。

②输卵管远端造口术：可以在腹腔镜下行输卵管远端造口术，但远端造口在 1 年内约 30% 又重新粘连、闭合，再形成积水，仍有不孕可能，或者再次出现宫外孕风险。

③经阴道超声引导下输卵管积水抽吸术：经阴道超声引导下输卵管积水抽吸术可以减小输卵管的压力，防止积水流入宫腔，但输卵管积水易复发，故有时需多次穿刺。这也是早期采用的方法，现在基本不用。

(2) 输卵管系膜囊肿：如果囊肿较小，可暂时不用处理，定期复查，如果囊肿比较大，可发生扭转，那就需要立即手术治疗。

(3) 输卵管卵巢脓肿：主要为抗生素药物治疗，必要时手术治疗。抗生素治疗可清除病原体、改善症状及体征、减少后遗症。经恰当的抗生素积极治疗，绝大多数能彻底治愈。抗生素的治疗原则：经验性、广谱、及时及个体化。根据药敏试验选用抗生素较合理，但通常需在获得实验室结果前给予抗生素治疗，因此，初始治疗往往需根据经验选择抗生素。

手术治疗主要用于治疗抗生素控制不满意的输卵管卵巢脓肿或盆腔脓肿。手术指征有以下几点。

①药物治疗无效：输卵管卵巢脓肿或盆腔脓肿经药物治疗 48～72h，体温持续不降，患者中毒症状加重或包块增大

者，应及时手术，以免发生脓肿破裂。

②脓肿持续存在者：经药物治疗病情有好转，继续控制炎症数日（2～3周），包块仍未消失但已局限化的患者，应手术切除，以免日后再次急性发作。

③脓肿破裂：突然加剧，伴寒战、高热、恶心、呕吐、腹胀，检查腹部拒按或有中毒性休克表现，应怀疑脓肿破裂。若脓肿破裂未得到及时诊治，死亡率往往较高。因此，一旦怀疑有脓肿破裂，需立即在抗生素治疗的同时行剖腹探查。

手术可根据情况选择经腹手术或腹腔镜手术。手术范围应根据病变范围、患者年龄、一般状态等全面考虑，原则以切除病灶为主。年轻妇女应尽量保留卵巢功能，以采用保守性手术为主。年龄大、双侧附件受累或附件脓肿屡次发作的患者，可行全子宫及双附件切除术；对极度衰弱危重患者的手术范围须按具体情况决定。若盆腔脓肿位置低、凸向阴道后穹窿时，可经阴道切开排脓，同时注入抗生素。国外近几年报道对抗生素治疗 72h 无效的输卵管卵巢脓肿，可在超声引导或 CT 下采用经皮引流技术，获得较好的治疗效果。

三、卵巢肿瘤

门诊出诊时常常会遇到患者手持提示"卵巢小囊肿、生理囊肿"的超声报告而焦急地反复咨询大夫，我患卵巢囊肿了怎么办？要不要手术？吃什么药可以治疗？也常常会碰到患者剧烈活动后突发下腹痛，一脸痛苦表情捧腹就诊。还有个别患者腹胀膨隆如鼓、进食差、面色晦暗、消瘦如柴，由家属搀扶就诊等。诸如以上种种，均有可能与卵巢肿瘤有关。所以下面我们就来介绍一下卵巢肿瘤。

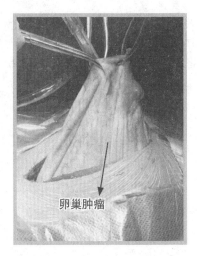

卵巢肿瘤

【症状】

(1) 良性肿瘤：肿瘤较小时多无症状，常在妇科检查时被偶然发现。肿瘤增大时，患者可感到腹胀或自腹部扪及肿块。剧烈活动后肿瘤蒂部扭转后会突然出现下腹痛。肿瘤长大占满盆腹腔时，可出现尿频、便秘、气急、心悸等压迫症状。检查可见腹部膨隆，叩诊实音，无移动性浊音。双合诊和三合诊检查可在子宫一侧或双侧触及圆形或类圆形肿块，多为囊性、表面光滑、活动、与子宫无粘连。

(2) 恶性肿瘤：早期常无症状。晚期主要表现为腹胀、腹部肿块、腹腔积液及其他消化道症状，部分患者可有消瘦、贫血等恶病质表现，功能性肿瘤可出现不规则阴道流血或绝经后出血。妇科检查可扪及肿块多为双侧、实性或囊实性、表面凹凸不平、活动差，常伴有腹腔积液。三合诊检查可在直肠子宫陷凹处触及质硬结节或肿块。有时可扪及上腹部肿块，及腹股沟、腋下或锁骨上肿大的淋巴结。

【诊断】

结合病史和体征，辅以必要的辅助检查确定：①肿块是否来源于卵巢；②肿块性质是否为肿瘤；③肿块是良性还是恶性；④可能组织类型；⑤恶性肿瘤的转移范围。常用的辅助检查如下。

(1) 影像学检查：超声检查可根据肿块的囊性或实性、囊内有无乳头等判断肿块性质，诊断符合率＞90%。彩色多普勒超声可测定肿块血流变化，有助于诊断。其他，如磁共振、CT、PET检查，也可辅助诊断。

(2) 肿瘤标志物

①血清CA125：80%患者的血清CA125水平升高，但近半数的早期病例并不升高，该指标不单独用于早期诊断，更多用于监测和疗效评估。

②血清AFP：对卵巢卵黄囊瘤有特异性诊断价值。卵巢未成熟畸胎瘤、混合性无性细胞瘤中含有卵黄囊成分者，AFP也可升高。

③血清HCG：对非妊娠性绒癌有特异性。

④性激素：卵巢颗粒细胞瘤、卵泡膜细胞瘤产生较高水平雌激素，而浆液性、黏液性囊腺瘤或勃勒纳瘤有时也可以分泌一定量雌激素。

⑤血清HE4：与CA125联合应用可判断盆腔肿块的良恶性。

(3) 腹腔镜检查：可直接观察肿块外观和盆腔、腹腔及横膈等部位，在可疑部位进行多点活检，抽取腹腔积液行细胞学检查。

(4) 细胞学检查：抽取腹腔积液或腹腔冲洗液和胸腔积液，查找癌细胞。

【鉴别诊断】

(1) 卵巢良性肿瘤

①卵巢瘤样病变：滤泡囊肿、黄体囊肿、黄素囊肿等，又称为功能性卵巢囊肿，它是和女性月经周期相关的，随着女性每个月雌孕激素变化而发生变化的非肿瘤性囊肿，一般会自动消失，直径一般小于 8cm。观察或口服避孕药 2 ~ 3 个月，可自行消失。

②输卵管卵巢囊肿：为炎性积液，常有盆腔炎性疾病史。

③子宫肌瘤：浆膜下肌瘤或肌瘤囊性变，容易与卵巢肿瘤混淆。

④腹腔积液：腹腔积液患者常有肝、心、肾病史。

(2) 恶性肿瘤

①子宫内膜异位症：其可有粘连性肿块及直肠子宫陷凹结节，有时与恶性肿瘤相混淆。但子宫内膜异位症常有进行性痛经、月经改变。超声检查、腹腔镜检查有助于鉴别。

②结核性腹膜炎：因其合并腹腔积液和盆腹腔内粘连性肿物而与恶性肿瘤相混淆，但结核性腹膜炎常有肺结核病史，多发生于年轻、不孕妇女，伴有月经稀少或闭经、低热、盗汗等全身症状。影像学检查等有助鉴别，必要时腹腔镜检查并取活检确诊。

③生殖道以外的肿瘤：腹膜后肿瘤、直肠癌、乙状结肠

癌等。

【分类】

(1) 卵巢上皮性肿瘤：包括浆液性肿瘤、黏液性肿瘤、子宫内膜样肿瘤。根据细胞异型性、分化程度又可分为良性、交界性、恶性肿瘤。

(2) 卵巢非上皮性肿瘤：包括生殖细胞肿瘤和性索间质肿瘤，其中生殖细胞肿瘤包括畸胎瘤（成熟性、未成熟性）、无性细胞瘤、卵黄囊瘤；而性索间质肿瘤包括颗粒细胞瘤（成人型、幼年型）、卵泡膜细胞瘤、纤维瘤、睾丸母细胞瘤。

【治疗】

(1) 良性肿瘤：根据患者年龄、生育要求及对侧卵巢情况决定手术范围。年轻、单侧肿瘤行患侧卵巢肿瘤剔除或卵巢切除术，双侧肿瘤应行肿瘤剔除术，绝经后妇女可行子宫及双附件切除术。术中应剖检肿瘤，必要时做冰冻切片组织学检查。术中尽可能防止肿瘤破裂，避免瘤细胞种植于腹腔。巨大良性囊性肿瘤可穿刺放液，待体积缩小后取出，但穿刺前须保护穿刺周围组织，以防被囊液污染。

(2) 恶性肿瘤：初次治疗原则是以手术为主，根据病理类型辅以化疗、放疗等综合治疗。

①手术治疗：是治疗卵巢癌主要手段，早期患者应行全面手术分期。

a. 经腹手术应有足够大的腹部正中直切口。

b. 腹腔积液或腹腔冲洗液细胞学检查。

c. 全面探查腹膜和腹腔脏器表面，活检和（或）切除任何可疑病灶。

d. 正常腹膜随机盲检，如右结肠旁沟、子宫直肠陷凹等部位。

e. 全子宫及双附件切除。

f. 结肠下网膜切除。

g. 选择性盆腔淋巴结切除及腹主动脉旁淋巴结取样。

h. 黏液性肿瘤者应行阑尾切除。

晚期肿瘤患者行肿瘤细胞减灭术，手术目的是尽可能切除所有原发灶和转移灶，以使残余肿瘤病灶最小化，必要时可切除部分肠道、膀胱、脾脏等脏器。术后继续化疗。

②化疗：对于卵巢上皮性恶性肿瘤，常用的化疗药物有顺铂、卡铂、紫杉醇、环磷酰胺等，多采用以铂类为基础的联合化疗，其中铂类联合紫杉醇为一线化疗方案。早期患者治疗时间为 3～6 个疗程，晚期患者治疗时间为 6～8 个疗程。卵巢非上皮性恶性肿瘤化疗首选 BEP（博来霉素 + 依托泊苷 + 顺铂）或紫杉醇 + 卡铂方案。对局限型病灶可进行放疗。

③靶向治疗：作为辅助治疗手段，如血管内皮生长因子抑制药——贝伐单抗用于初次化疗的联合用药和维持治疗。

④腹腔热灌注治疗：利用肿瘤细胞对温度（43℃）的敏感性杀死肿瘤细胞，为目前较前沿的治疗手段。

※ 科普答疑

1. 问：患了子宫肌瘤均需要手术治疗吗？

答：不是，子宫肌瘤患者中需要治疗者是少数。大多数肌瘤患者是无须治疗或暂时不需要治疗的，而需要手术治疗者，仅限于一小部分患者。

2. 问：为什么会得子宫肌瘤，有遗传风险吗？

答：子宫肌瘤同其他肿瘤一样，具体病因并没有彻底搞清楚，但一般认为，子宫肌瘤属于一种激素依赖性肿瘤，与女性体内的雌孕激素有关系，故多发生于育龄期妇女，妊娠期肌瘤往往增长迅速，而绝经后大多停止生长，甚至萎缩，目前尚无明确遗传证据。

3. 问：患了子宫肌瘤是应该保留子宫还是切除子宫？

答：治疗方案的选择，应根据患者的症状、年龄、生育状况及保留生育功能的愿望、肿瘤的大小与部位以及全身情况来决定。与既往观念不同的是，子宫肌瘤剔除保留子宫的手术与子宫切除术相比有增多的趋势。这不仅仅是因为部分子宫肌瘤患者尚未生育或仍有生育要求，很重要的另一个原因是对子宫内分泌功能的认识和人们对生活质量的要求提高。临床发现子宫切除可影响卵巢功能，子宫切除后的妇女更早出现更年期综合征，阴道干涩、性功能减退，生活质量受到影响。因而，切除子宫一定要慎重，近些年来，越来越多的子宫肌瘤患者要求保留子宫。

4. 问：子宫切除后无月经来潮，是否就立即导致衰老？

答：不是，单纯行子宫切除而保留卵巢患者，其卵巢仍然有内分泌功能，仅仅切除子宫靶器官，虽无月经来潮，但不会立即进入更年期。但子宫切除后卵巢供血可能受影响，卵巢功能下降、内分泌紊乱，可能会更早出现更年期综合征，出现阴道干涩、性功能减退等，可能一定程度上会影响生活质量。

5. 问：子宫肌瘤会不会恶变？

答：一般较少见，但肌瘤有肉瘤变，为恶性肿瘤，但发生率较低。

6. 问：输卵管积水可怕吗？需要处理吗？

答：输卵管积水是比输卵管阻塞更麻烦的输卵管因素所致的不孕，输卵管积水不处理可以使试管婴儿的成功率降低 50%，流产率增加 1 倍，故在试管婴儿前要对输卵管积水进行手术治疗。但并不是所有输卵管积水患者都需要治疗，对于输卵管积水较轻者，无生育要求者亦可临床定期观察。

7. 问：输卵管积水后可否给予"疏通"？"疏通"后是否可以正常备孕？

答：输卵管积水导致不孕，可以在腹腔镜下行输卵管远端造口术，但远端造口多会又重新粘连、闭合，再形成积水，仍有不孕可能，或者再次出现宫外孕风险，故术后可行子宫输卵管造影了解输卵管通畅情况，一旦明确妊娠要及早检查。

8. 问：患了输卵管脓肿就应立即手术吗？

答：不是，输卵管炎、输卵管脓肿等盆腔炎性疾病临床常以抗生素治疗为主，仅有少部分需要手术治疗。

9. 问：卵巢黄体囊肿需要治疗吗？

答：单纯性黄体囊肿为生理性囊肿，不需要治疗，但个别合并黄体囊肿破裂，出现腹腔内出血，量较大者常需住院治疗。

10. 问：卵巢囊肿是腹腔镜微创手术好还是开腹手术好？

答：这个主要依据卵巢肿瘤性质来决定，术前评估为卵巢良性囊肿，可选择腹腔镜手术，其创伤小、恢复快，但术中应尽量避免肿瘤包膜破裂，必要时术中送冰冻病理检查。

11. 问：出现腹水就会是卵巢癌吗？

答：不是，出现腹水、腹胀的疾病较多，如肝硬化、心力衰竭、尿毒症、结核性腹膜炎、消化道肿瘤等。

12. 问：既然已高度怀疑卵巢肿瘤，为什么还要进行胃肠镜检查？

答：临床上卵巢肿瘤除了卵巢本身病变，个别的为转移性肿瘤以胃肠道肿瘤种植转移多见，故临床常行胃肠镜检查排除胃肠道肿瘤来源疾病，有助于鉴别诊断。

13. 问：卵巢癌已行手术治疗，肿瘤病灶已切除为何还要化疗？

答：由于卵巢恶性肿瘤早期病变多无症状，不易发现，一旦出现症状往往已是晚期，且预后差，卵巢癌分期术后常辅以 3～8 个周期的化疗。

（罗　成）

第 10 章 意外怀孕

生活中女性朋友可能会听到你的闺蜜悄悄告诉你,她这个月月经已经延迟好多天了,还恶心、想吐,每天只想睡觉,尿还多,这很可能是怀孕了。那么,如何判断自己是否真的怀孕了呢?首先,到了日子月经却没来(即所谓的停经)。其次,有一部分人还可能会有喜欢吃酸的、不喜欢油腻的、恶心、早起干呕、想睡觉等早孕反应,最后还会有尿频、乳房胀痛等症状。这时需要去买一个合格的早孕试纸,然后留下自己晨起的第一次尿液,用试纸进行检测,试纸的结果分为三类:①对照线 C 和检测线 T 都显色,那么你很可能是怀孕了;②只有对照线 C 显色,检测线 T 并没有显色,那么从试纸的结果看你并没有怀孕;③两条线都没有显色,说明可能试纸失效了。当然这只是个粗略的检测,要想进一步确认自己是否怀孕,要去正规的医疗机构抽血,看看血液里的人绒毛膜促性腺激素(human chorionic gonadotropin,HCG)是不是也增高了。即使以上情况均满足,想要最终确定怀孕还是需要做 B 超检查,如果 B 超看到子宫里的孕囊及胎芽,那就可以确定怀孕了。

一、常见处理方法

（一）人工流产

不在原本计划以内的怀孕大部分人会选择舍弃掉这个意外的生命，也就是常说的"打胎""堕胎""小产"或其他各式各样隐晦的名称，这种行为在医学上叫作人工流产。

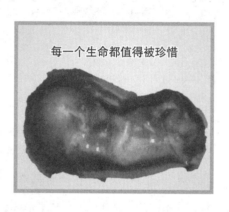

每一个生命都值得被珍惜

人工流产是避孕失败的一种补救方法，指的是因意外妊娠、疾病等原因而采用人工方法终止妊娠。主要适用于多种原因所导致的非意愿妊娠的终止或母胎任意一方因医学原因不宜继续妊娠而行治疗性流产的方法。

1. 禁忌证

如果你下定决心打算做手术来结束自己和这个小生命的关系，那么请来有营业执照的、有相关诊治资质的正规医疗机构就诊。很多人来到医院觉得"人流"不是什么大手术，应该是来了就可以做并且很简单的手术。其实事实是医生要先问诊并做各项检查来评估你的情况，然后才能确定你能不能做手术，有以下情况者不宜直接行人工流产手术，即人工流产的禁忌证。

(1) 生殖道炎症。

(2) 各种疾病的急性期。

(3) 全身情况不能耐受手术。

(4) 术前两次体温在 37.5℃以上。

2. 并发症

就算检查合格可以做手术了，也不要觉得万事大吉，因为人工流产术也是有并发症的，比如出血、子宫穿孔、人流综合征、漏吸、空吸、吸宫不全、宫腔粘连等。虽然有的并发症可以有补救措施，但是仍可能会造成巨大的损伤，比如以下几种。

(1) 子宫穿孔损伤子宫动脉，出血不止，不得不切除子宫。

(2) 子宫穿孔损伤肠管，无法术中修补只能行肠造口，造口放置引流袋，引流排泄物。

(3) 严重的人流综合征造成心动过缓、心搏骤停。

(4) 人流术后严重的宫腔、宫颈粘连，导致月经量减少、痛经，甚至会引起不孕。

很多人也许不以为然，认为这些损伤发生的概率都很低，但是请记住"人流并发症虽是小概率，一旦落在你头上就是 100%"。

3. 注意事项

手术结束了是不是就可以高枕无忧了呢？答案自然是否定的，术后要注意以下几点。

(1) 全休 2 周。

(2) 1 个月内禁止性交、游泳、盆浴。

(3) 保持外阴清洁。

(4) 采取科学办法避孕。

(5) 如出现阴道出血量多（超过平时月经量）、发热、腹痛等，随时就诊。

（二）药物流产

终止妊娠的方式，除了手术流产，还有药物流产，但是否能选择药物流产，还需去正规的医疗机构经过问诊、检查和评估后才能确定。

1. 适应证

(1) 早期妊娠。

(2) 确诊为宫内早孕，本人要求终止妊娠。

(3) 人工流产术高危因素者，如生殖道畸形、子宫极度倾屈、瘢痕子宫、哺乳期或严重骨盆畸形。

(4) 畏惧手术流产者。

2. 禁忌证

(1) 不适合使用米非司酮者，如肾上腺及其他内分泌疾病、妊娠期皮肤瘙痒史、血液病、血管栓塞等病史。

(2) 不适合使用前列腺素者，如心血管疾病、青光眼、哮喘、癫痫、胃肠功能紊乱等。

(3) 带器妊娠（上环期间怀孕）、异位妊娠（宫外孕）。

(4) 过敏体质。

(5) 妊娠剧吐。

(6) 长期服用异烟肼、利福平、糖皮质激素，以及抗癫痫、抗抑郁、抗前列腺素等药物者。

3. 注意事项

(1) 无论是取药还是服药都必须在正规的具备抢救条件的医疗机构进行。

(2) 必须在有相关资质的医护人员的监护下服用。

(3) 剧烈腹痛、阴道出血量多、出血时间长、药物流产失败者，可能需急诊行刮宫终止妊娠。

(4) 药流过后需严格避孕。

虽然现在的医学较以前进步了许多，但是流产的风险依然持续存在，所以正确的避孕才是保护自己的最佳捷径。避孕的方法有很多种，比如自然避孕法、体外排精法、屏障避孕法（安全套）、阴道避孕环、复方口服避孕药、单方孕激素避孕片／针、复方注射避孕针剂、皮下埋置物、宫内节育器（上环）、紧急避孕、哺乳期闭经避孕、男／女性绝育术。其中，体外排精法，失败率达 27%。很多人在看了一些"相关知识"后自认为可以算准安全期，为了方便，选择所谓安全期避孕，但事实是女性的排卵是个难解的数学题，并没有想象中那么有规律，因此安全期避孕不可靠，失败率达 20%。

二、常见避孕方式

（一）方式的选择

(1) 新婚期夫妇应选择不影响生育且使用方便的避孕方式。复方短效口服避孕药、安全套均可以选择。不推荐使用宫内节育器。不适宜用安全期、体外排精及长效避孕药。

(2) 哺乳期的女性以安全套避孕为最佳选择方式，同时单孕激素制剂长效避孕针或皮下埋植剂均可选择，不宜采用避孕药膜、雌孕激素复合避孕药、避孕针和安全期避孕。

(3) 生育后期的女性选用各种避孕方式均可，根据个人身体状况进行选择。

(4) 绝经过渡期（更年期）可采用安全套，原来已使用宫内节育器且没有不良反应的可继续使用，至绝经后半年取出。

至于具体该选用哪种方式，请到正规医疗机构，告知医生你的具体情况后，请专业医生帮你选择。

（二）宫内节育器

常见的避孕方式"上环"，医学上称为宫内节育器放置。适用于绝大多数育龄期想要用此法避孕并且没有绝对禁忌证的女性。

1. 不适合放置宫内节育器的情况

(1) 已经或者可能怀孕的女性。

(2) 生殖道急性炎症。

(3) 人流术后可疑残留，或终止妊娠后子宫收缩不良有出血或潜在感染可能。

(4) 妇科肿瘤，如子宫肌瘤。

(5) 生殖器畸形。

(6) 宫颈内口过松、重度陈旧性宫颈裂伤或子宫脱垂。

(7) 严重的全身性疾病。

(8) 宫腔＜ 5.5cm 或＞ 9.0cm（排除足月分娩或人工流产术后）。

(9) 3 个月内有经量过多、阴道不规则流血等。

(10) 铜过敏。

2. 放置宫内节育器的时间

(1) 含铜宫内节育器在月经干净后且无性生活 3 ～ 7 天放置，含孕激素宫内节育器在月经第 4 ～ 7 天放置。

(2) 人工流产术后即刻。

(3) 产后 42 天恶露已排除干净，会阴伤口愈合，子宫恢复正常。

(4) 自然流产于月经恢复正常后放置，药物流产后连续 2 次正常月经后放置。

(5) 紧急避孕可于无保护性生活后 5 天内放置宫内节育器。

3. 宫内节育器放置后应注意事项

(1) 全休 3 天，禁止行重体力劳动 1 周，禁盆浴、游泳、性生活 2 周，保持外阴清洁。

(2) 术后第一年的第 1、第 3、第 6、第 12 个月进行随访，以后无特殊情况每年随访一次，若发现异常或不舒服随时就诊。

4. 取出宫内节育器的时机

(1) 有继续生育要求、无须再避孕或选用其他避孕方式时。

(2) 需更换节育器时。

(3) 绝经过渡期月经紊乱或已闭经 6 个月以上时。

(4) 有治疗无效的并发症及不良反应时。

(5) 在宫内节育器放置期间发生妊娠时，包括宫内早孕及异位妊娠。

5. 具体取出宫内节育器的时间

(1) 月经干净后且无性生活 3 ～ 7 天。

(2) 宫内节育器放置期间发生宫内早孕者行人工流产可同时取宫内节育器。

(3) 宫内节育器放置期间发生异位妊娠，术中或在术后出院前取出宫内节育器。

(4) 出现异常子宫出血者，可随时行宫内节育器取出术同时行诊断性刮宫，根据术后病理结果决定下一步治疗方案。

（三）口服避孕药

选择服药前请到相关机构介绍清楚自己的情况后，咨询应该服用哪种避孕药、该怎样服用。若不小心漏服或迟服避孕药，最好到相关医疗机构根据自身情况咨询医生。

口服避孕药的禁忌证如下。

(1) 严重心、脑血管及血栓性疾病，如高血压病、冠心病、静脉栓塞等。

(2) 急、慢性肝炎及良、恶性肝脏肿瘤。

(3) 乳腺癌。

(4) 内分泌疾病。

(5) 哺乳期不宜使用复方口服避孕药。

(6) 年龄＞ 35 岁的吸烟妇女。

(7) 精神病患者。

(8) 偏头痛，尤其是症状严重者。

（四）其他避孕方式

其他避孕方式，如屏障避孕法（安全套）既可以有效避孕又可以防止性传播疾病。紧急避孕药只对发生性行为后 72h 内有效，对服药后发生的性交无避孕作用，因此紧急避孕药的服药周期不应再有无防护措施的性生活，而且紧急避孕药不能代替常规的避孕方式。

总之采取了避孕措施不一定能完全避免怀孕，但是可以大大降低怀孕的概率，减轻身体、精神及经济上的负担。

※ **科普答疑**

1. 问：人流术后可以直接上环吗？

答：可以。人工流产负压吸宫术和钳刮术后、中期妊娠引产流产后 24h 内清宫术后、妊娠早期药物流产当天胎囊排出后立即行清宫术后均可立即放置。

2. 问：人流术后多长时间应该去复查？

答：近期随访在手术流产后或药物流产术后第 2 周、第 1 个月时，中、远期随访在术后第 3、第 6、第 12 个月时。

3. 问：上环术后多长时间应该去复查？

答：术后第一年的第 1、第 3、第 6、第 12 个月进行随访，以后无特殊情况每年随访一次，若发现异常或不舒服随时就诊。

4. 问：输卵管结扎了又想要生孩子还能自然怀孕吗？

答：可以，行输卵管吻合术，但手术有失败风险，术前要根据相关检查充分评估夫妻双方的情况。

5. 问：长效避孕药忘记吃了怎么办？

答：最好到相关医疗机构根据自身情况咨询医生。

迟服或漏服复方口服避孕药的处理

	迟服或漏服情况	处理
延迟服用 1 片含激素药物 < 24h	在任一周迟服	尽快补服 1 片含激素药物并继续每天 1 片直至本周期用药结束
漏服 1 片及以上含激素药物	在第 1 周，漏服 ≥ 1 片	尽快补服 1 片含激素药物并继续每天 1 片直至本周期用药结束。使用备用避孕方法 7 天，如果近 5 天内有无保护性生活，考虑紧急避孕
	在第 2 或第 3 周，漏服 < 3 片	尽快补服 1 片含激素药物并继续每天 1 片直至本周期用药结束。丢弃所有不含激素药物，开始新的一个服药周期
	在第 2 或第 3 周，漏服 ≥ 3 片	尽快补服 1 片含激素药物并继续每天 1 片直至本周期用药结束。丢弃所有不含激素药物，开始新的一个服药周期。使用备用避孕方法 7 天，如果反复或持续漏服，可考虑紧急避孕

6. 问：紧急避孕药可以连续吃吗？

答：不能，服用紧急避孕药的周期不应再有无防护措施的性生活，因紧急避孕药只对距离服药最近的一次无保护性交产生避孕作用，对服药后发生的性交无避孕作用。

7. 问：紧急避孕药能替代常规避孕吗？

答：不能，与常规避孕方法相比，紧急避孕药激素含量大，避孕有效率低，因此不能替代常规避孕方法。服用紧急避孕药后应尽快落实常规避孕方法。

8. 问：可以自己购买并口服药物进行流产吗？

答：一定不可以，无论你从何种渠道获悉药物的名称和流程，无论你对自己有多大信心，一定到相关诊治机构就诊，因为这绝不是你想象的"小操作"，严重的可能危及生命。

9. 问：上环期间怀孕的概率大吗？

答：不大。宫内节育器的有效避孕率在 90％ 以上，带环怀孕的概率很低。

10. 问：多大年龄可以结婚？

答：《中华人民共和国婚姻法》第六条规定："结婚年龄，男不得早于 22 周岁，女不得早于 20 周岁。晚婚晚育应予鼓励。"

11. 问：怎样的行为构成强奸？

答：《中华人民共和国刑法》第二百三十六条明确

规定："以暴力、胁迫或者其他手段强奸妇女的，处三年以上十年以下有期徒刑。奸淫不满十四周岁的幼女的，以强奸论，从重处罚。强奸妇女、奸淫幼女，有下列情形之一的，处十年以上有期徒刑、无期徒刑或者死刑：（一）强奸妇女、奸淫幼女情节恶劣的；（二）强奸妇女、奸淫幼女多人的；（三）在公共场所当众强奸妇女的；（四）二人以上轮奸的；（五）致使被害人重伤、死亡或者造成其他严重后果的。"可理解为如果未满十四周岁，不管女孩是否自愿，都涉嫌强奸罪。

（张秀芬　朱　博）

第11章　外阴肿物脱出

一、阴道肿物脱出

在临床诊治过程中常常遇见妇女因阴部肿物脱出而来医院就诊。

盆腔器官脱垂是指盆腔器官脱出于阴道内或阴道外。

（一）子宫脱垂

子宫从正常位置沿阴道下降至宫颈外口达坐骨棘水平以下，甚至子宫全部脱出阴道口以外。

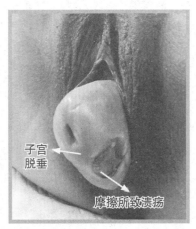

子宫脱垂

摩擦所致溃疡

【症状及体征】

轻者无症状，重者可有阴道内肿物脱出及脱出物溃疡，阴道内前后壁组织或子宫颈及宫体可脱出阴道口外，伴腰酸、下坠感，站立过久或劳累后症状明显，卧床休息后症状减轻。重症伴有排便、排尿困难、残余尿增加，部分患者可发生压力性尿失禁，但随着膨出的加重，其压力性尿失禁症状可缓解或消失而出现排尿困难。脱出在外面的宫颈及阴道黏膜长期摩擦，可致宫颈及阴道壁发生溃疡而出血。多发生在老年患者中。

【临床分度】

(1) Ⅰ度：Ⅰ度轻型为宫颈外口距处女膜小于 4cm，未达处女膜缘；Ⅰ度重型为宫颈已达处女膜缘，阴道口可见宫颈。

(2) Ⅱ度：Ⅱ度轻型为宫颈脱出阴道口，宫体仍在阴道内；Ⅱ度重型为宫颈及部分宫体脱出阴道口。

(3) Ⅲ度：宫颈及宫体全部脱出阴道口外。

【治疗】

(1) 非手术治疗：一般有以下方法。

①盆底肌肉锻炼及物理疗法：可增加盆底肌肉的张力，适用于Ⅰ度和Ⅱ度子宫脱垂患者及手术前后的辅助治疗，嘱咐患者行收缩肛门运动，用力收缩盆底肌肉 3 秒以上后放松，10 ～ 15 次 / 分，2 ～ 3 次 / 天。

②放置子宫托：子宫托是一种支持子宫和阴道壁并使其维持在阴道内而不脱出的工具。子宫托应间断性地取出、清洗并重新放置，否则可能会发生瘘、嵌顿、出血及感染等严重后果。应定期复查。

③中药和针灸：补中益气汤（丸）等有促进盆底肌张力恢复，缓解局部症状的作用。

(2) 手术治疗：对于脱垂超出处女膜且有症状者可考虑手术治疗。根据患者年龄、生育要求及全身健康状况个体化治疗。

手术的主要目的是缓解症状、恢复正常解剖位置和脏器功能、有满意的性功能并能够维持效果。合并压力性尿失禁者应同时行尿道中段悬吊术或膀胱颈悬吊术。手术方式主要有以下几种。

①曼氏手术：包括阴道前后壁修补术、主韧带缩短及宫颈部分切除术，适用于年龄较轻、宫颈延长的子宫脱垂患者。

②经阴道子宫全切除术及阴道前后壁修补术：主要适用于年龄较大、无须考虑生育功能的患者，但重度子宫脱垂的患者的手术复发率较高。

③阴道封闭术：分为阴道半封闭术和阴道全封闭术。适用于年老体弱不能耐受较大手术者。

④盆底重建手术：经阴道、经腹腔镜或经腹完成。包括经腹或腹腔镜下加用固定补片的骶前固定术、经阴道骶棘韧带固定术和高位骶韧带悬吊术。

（二）阴道前壁脱垂

【症状及体征】

轻者无症状，重者自诉阴道内有肿物脱出，伴腰酸、下坠感。阴道脱出肿物在休息时小，站立过久或活动过度时增大，难于排空小便，膀胱内有残余尿存在，易发生膀胱炎，可有尿频、尿急、尿痛等症状。重度膀胱膨出多伴有尿道膨出，此时常伴有压力性尿失禁症状。如膀胱膨出加重，可导致排尿困难，需用手将阴道前壁向上抬起方能排尿。阴道口松弛，膨出膀胱柔软，如反复摩擦可发生溃疡。

【临床分度】

(1) Ⅰ度：阴道前壁形成球状物，向下突出，达处女膜缘，但仍在阴道内。

(2) Ⅱ度：阴道壁展平或消失，部分阴道前壁突出于阴道口外。

(3) Ⅲ度：阴道前壁全部突出于阴道口外。

阴道前壁膨出多因膀胱和尿道膨出所致，以膀胱膨出常见，常伴有不同程度的子宫脱垂，阴道前壁膨出可单独存在或合并阴道后壁膨出。

【治疗】

无症状的Ⅰ度和Ⅱ度的患者无须治疗。有症状的重度患者应行阴道前壁修补术，加用医用合成网片或生物补片能够达到加强修补、减少复发的作用，合并压力性尿失禁者应同时行膀胱颈悬吊手术或阴道无张力尿道中段悬吊术。也可采用放置子宫托和盆底肌肉锻炼等非手术治疗。

（三）阴道后壁脱垂

【症状及体征】

阴道后壁黏膜在阴道口刚能看到者，多无不适。阴道后壁明显凸出于阴道口外者，有外阴摩擦异物感，部分患者有下坠感、腰酸痛。膨出重者出现排便困难，需下压阴道后壁方能排便。

【临床分度】

(1) Ⅰ度：阴道后壁达处女膜缘，但仍在阴道内。

(2) Ⅱ度：阴道后壁部分脱出阴道口。

(3) Ⅲ度：阴道后壁全部脱出阴道口外。

阴道后壁膨出可以单独存在，也常合并阴道前壁膨出。直肠向阴道后壁中段逐渐膨出，在阴道口能见到膨出的阴道后壁黏膜，称直肠膨出。阴道穹窿处支持组织薄弱可形成直肠子宫陷凹疝，阴道后穹窿向阴道内脱出，甚至脱出至阴道口外，内有小肠称肠膨出。

【治疗】

仅有阴道后壁膨出而无症状者，不需治疗。有症状的阴道后壁膨出伴会阴陈旧性裂伤者，应行阴道后壁及会阴修补术。修补阴道后壁，应将肛提肌裂隙及直肠筋膜缝合于直肠前，以缩紧肛提肌裂隙。加用医用合成网片或生物补片可加强局部修复，对重度膨出修复有减少复发的作用。也可采用放置子宫托和盆底肌肉锻炼等非手术治疗。

（四）阴道穹窿脱垂

子宫切除术后因年龄、绝经和损伤等因素导致的盆底筋膜结构支持减弱，阴道穹窿顶端向下移位，发生阴道穹窿膨出。

【症状及体征】

阴道脱出肿物，伴腰酸、下坠感。站立时增大，平卧时不能还纳。伴有排尿、排便困难，反复摩擦可发生溃疡。

【治疗】

(1) 生活方式干预及非手术疗法（见上述"子宫脱垂"部分）。

(2) 手术治疗：根据患者的年龄、全身健康状况，治疗应个体化，可以选择以下常用的手术方法，合并压力性尿失禁患者可同时行抗尿失禁手术。

①盆底重建手术：通过吊带、网片和缝线固定于骶骨前或骶棘韧带等盆底支撑结构上，可经阴道或经腹腔镜或开腹完成。

②阴道全封闭术：将阴道前后壁剥离创面相对缝合完成全封闭阴道。术后失去性交功能，故仅适用于年老体弱不能耐受较大手术者。

二、压力性尿失禁

妇女生完孩子后常常出现尿液不自主溢出现象，特别是在性生活后、咳嗽后、体力劳动后。甚至正常走路都出现憋不住尿的现象。这就是老百姓说的尿失禁。

【病因】

那么尿失禁是什么原因造成的呢？主要是因为妊娠与阴道分娩损伤、绝经后雌激素水平降低等导致的盆底组织松弛。最为主要的表现是压力性尿失禁，其是因盆底支持结构缺损而使膀胱颈/近端尿道脱出于盆底外。因此，咳嗽时腹腔内压力不能被平均地传递到膀胱和近端的尿道，导致增加的膀胱内压力大于尿道内压力而出现漏尿。不足 10% 的患者为尿道内括约肌障碍型，为先天发育异常所致。

【症状】

几乎所有的下尿路症状及许多阴道症状都可见于压力性尿失禁（stress urinary incontinence，SUI）。腹压增加下不自主溢尿是最典型的症状，而尿急、尿频、急迫性尿失禁和排尿后膀胱区胀满感亦是常见的症状，80% 的压力性尿失禁患者伴有阴道膨出。

【分类】

(1) 压力性尿失禁：压力性尿失禁分为以下两种类型。

①解剖型压力性尿失禁：是指腹压增加（运动、打喷嚏、咳嗽时）导致尿液不自主流出，就是正常状态下无漏尿，而腹压突然增高时尿液自动流出。解剖型压力性尿失禁占压力性尿失禁的 90%，为盆底组织松弛引起，压力性尿失禁最典型的症状是腹压增加时不自主溢尿。

②尿道内括约肌障碍型尿失禁：主要因先天性发育异常所致，约占压力性尿失禁的 10%。

(2) 急迫性尿失禁（urge urinary incontinence，UUI）：指有尿意时发生不自主漏尿，也称膀胱过动症。

(3) 混合性尿失禁（mixed urinary incontinence，MUI）：指同时存在以上两种尿失禁。

(4) 其他尿失禁：体位性尿失禁、夜间遗尿、持续性尿失禁及性交性尿失禁。

★ **相关知识链接**

三句话筛查尿失禁

1. 最近 3 个月，你发生过漏尿吗？

2. 当你打喷嚏、咳嗽、举重、锻炼等腹压增加时（针对 SUI），或者当你有尿意但未能及时排尿时（针对 UUI），哪种情况下会发生漏尿？

3. 哪一个漏尿（SUI 或 UUI）发生较多？

【诊断】

如何判断压力性尿失禁，除了有症状外还要有下列相关检查。

(1) 压力试验：患者膀胱充盈时，取截石位检查。嘱患者咳嗽的同时，医师观察尿道口，每次咳嗽时均伴随着尿液的不自主溢出。

(2) 指压试验：抬高膀胱颈后尿失禁现象消失为阳性。

(3) 棉签试验：屏气后棉签上翘与水平线的夹角 > 45°，表示尿道支持组织已严重削弱，后尿道显著下垂。角度越大，表示后尿道下垂的程度越严重。

(4) 尿动力学检查：了解膀胱内压力情况，有无非自主性逼尿肌收缩。可用来鉴别尿失禁类型及手术预后的评估。残余尿 > 100ml 的患者提示出口梗阻，术后易发生排尿障碍。

(5) 尿道膀胱镜检查及超声检查也可辅助诊断。

【临床分度】

常采用简单的主观分度法。

(1) Ⅰ级尿失禁（轻度）：在剧烈压力下发生尿失禁，如在咳嗽、打喷嚏或慢跑后。

(2) Ⅱ级尿失禁（中度）：在中度压力下发生尿失禁，如在快速运动（走路快等日常活动）或上下楼梯时。

(3) Ⅲ级尿失禁（重度）：在轻度压力下即可发生尿失禁，如站立时，但患者在仰卧位时可控制尿液。

急迫性尿失禁在症状和体征上最易与压力性尿失禁混淆，可通过尿动力学检查来鉴别明确诊断。

【治疗】

(1) 非手术治疗：用于轻、中度压力性尿失禁治疗和手术治疗前后辅助治疗，症状改善率为 30% ～ 60%。方法包括盆底肌肉锻炼增加盆底肌肉张力、盆底电刺激、膀胱训练、阴道局部雌激素及药物治疗。

(2) 手术治疗：一般在患者完成生育后进行。手术方式主要有：①耻骨后膀胱尿道悬吊术；②阴道无张力尿道中段悬吊术。

※ 科普答疑

1. 问：生完孩子后，经常在咳嗽、大笑、快走的时候，尿就自己流出来了，这是怎么回事呢？

答：如果出现上述情况应去正规医院检查。首先，应该考虑是否为压力性尿失禁或急迫性尿失禁。其次，要考虑是否有阴道炎伴有泌尿系感染现象。

2. 问：得了压力性尿失禁怎么办？

答：要去正规医院做相应的检查，确诊后在医生指导下进行治疗。

3. 问：经常想排尿时憋不了尿怎么办？

答：要去正规医院进行检查，确定是否有压力性尿失禁、急迫性尿失禁、泌尿系感染等，确诊后行相应的治疗。如果是压力性尿失禁，要手术治疗，如果排除了压力性尿失禁，那就应该考虑是急迫性尿失禁，那么就需要药物治疗了。如果诊断为泌尿系感染，那就需要排除是否有阴道炎症，如果伴有阴道炎症，就应该治疗阴道炎症的同时应用治疗泌尿系感染的药物。

4. 问：子宫脱垂后用子宫托应该注意什么？

答：应该每天或每周取出子宫托清洗，对于不能自行取出并再次放置子宫托的患者，可以每2～4周在门诊复查子宫托情况。

5. 问：阴部有肿物脱出怎么办？

答：要去正规医院进行检查，确定脱出的肿物是什么，是阴道肿物、阴道壁膨出还是子宫脱垂，是子宫黏膜下肌瘤还是宫颈延长。根据脱出的肿物行相应的治疗。

6. 问：什么原因导致肿物脱出呢？

答：主要是因为分娩、产后过早进行重体力劳动影响了盆底组织张力的恢复而发生盆腔器官脱垂。衰老，随着年龄的增长，特别是绝经后出现的支持结构的萎缩，在盆底松弛或女性盆底组织退化、创伤等因素下导致其支持薄弱发生盆腔器官脱垂和压力性尿失禁等盆底功能障碍性疾病。慢性咳嗽、持续负重或长期便秘而造成腹腔内压力增加，可导致脱垂。

（包　森）

第 12 章　乳房包块及疼痛

据不完全统计，我国约有 50% 的妇女患有不同程度的乳腺疾病，其中每年约有 20 万妇女患有乳腺癌，4 万余名妇女死亡，因此，乳腺癌被誉为"第一红颜杀手"。乳腺疾病带来的病痛常严重影响女性的正常工作和生活，严重者可产生巨大心理创伤，导致心理疾病的产生，因此在这种情况下，守护女性乳腺健康成为一件刻不容缓的事情。女性朋友们在平时一定要关注自己的乳腺健康，定期体检筛查乳腺疾病很有必要，一旦发现问题，就可以及早治疗，这对于防治乳腺疾病，守护乳房健康来说很有意义。

一、乳腺增生

相信很多女性都面临过这个问题，随着女性健康意识的提高，乳腺健康无疑是关注的热点之一，当拿到体检报告时，如何解读上面的结果是个关键问题，特别是面对普遍存在的"乳腺增生"，应该如何正确认识这个问题呢？首先，传统意义上的"乳腺增生"多指查体发现乳腺结节感、质地不均匀、颗粒感，或患者出现乳房不适感（如疼痛）等，就可以诊断为乳腺增生。现代医学研究认为，乳腺增生更多的是女性的一种生理状态，部分诊断为乳腺增生的患者常伴有疼痛，乳腺增生引起的疼痛多为周期性，多在月经前后乳房胀痛明显，有时可摸到乳房内似乎有肿块，但疼痛及肿块在月经结束时均可消失，上述症状产生的原因多为女性体内激素周期性变化，导致乳腺腺体增生、水钠潴留，从而引起疼痛。

在目前的医学教材中，已经不再将乳腺增生作为一种疾病，综合医院的乳腺专科、超声科也极少在报告中出现"增生"二字。因此，乳腺增生是一个日渐废弃的名词，体检报告中出现该词，多为体检医生的习惯使然。当我们再次看到乳腺增生的诊断时，请选择正规医院的乳腺专科就诊，防止不良商家利用患者的担忧心理而推销保健品或相关治疗，造成不必要的经济损失。

因此，当您再次拿到"乳腺增生"的诊断时，不必过分担心。这更多的是反映乳腺的一种生理状态，大可不必过于紧张，只需遵循健康的生活方式就可以，当然，规律的健康体检也是很重要的。

二、乳腺疼痛

乳腺疼痛是严重影响女性工作和生活的常见症状，在乳腺专科门诊中，因乳腺疼痛就诊的患者可占 1/4 ～ 1/3，部分患者因长期疼痛导致严重心理负担。

女性在青春期也可出现发育痛，随着初潮过后，发育痛自然消失。多数患者的乳腺疼痛是由于体内激素水平变化引起的。对于与月经周期相关的规律性乳腺疼痛，疼痛特点多为经期前胀痛，行经后缓解。这种疼痛多因为经期前 5～10 天雌激素水平升高导致乳腺导管上皮水肿引起疼痛，而经期结束后，水肿消失，疼痛缓解。部分月经不规律或围绝经期女性，其乳腺疼痛也呈不规律性，但多数患者的激素检测结果无异常，乳腺影像学检查也多无器质性病变。该类患者常被中医学称为"气滞血瘀"，对于该类患者，给予调理气血、疏肝理气等中药制剂，可有效的缓解乳房胀痛，但综合干预手段对此类患者更为重要：①适当体育活动，特别是户外有氧运动，可有效加快全身血流，调节内环境；②健康饮食、控制体重、避免肥胖、减少高胆固醇食品摄入、减少或不用含雌激素高的化妆品、减少熬夜；③放松心情、调理月经，过度的紧张对于疼痛的缓解无益处，可自己做一些乳腺按摩或热敷，调理好月经，月经正常后乳腺疼痛多自然缓解。

另外，少部分乳腺疼痛为其他原因，如胸壁肌肉疼痛、外伤、胸膜炎、心绞痛等原因引起，这类原因导致的乳腺疼痛多容易区分，专科就诊即可。

三、乳腺肿物

随着乳腺健康知识的普及，很多女性平常都会进行自我检查，摸到乳房肿块时，常十分紧张，部分患者甚至出现"患癌"恐惧症。发现乳腺肿物应及时就诊，避免对恶性肿瘤的漏诊，但也无须过度紧张。乳腺肿物多为良性肿瘤，其中以乳腺纤维腺瘤最多，约占良性肿瘤的 75%，其次为乳腺导管内乳头状瘤。

乳腺纤维腺瘤是最常见的一种乳腺良性肿瘤，该病产生的原因与乳腺内纤维细胞对雌激素的敏感性增高有关，因此纤维腺瘤好发于年轻女性，月经初潮前和绝经后女性少见。患者多因自行发现乳房肿块就诊，肿块表面较为光滑，质地犹如触鼻尖感，活动度好。肿物可单发，也可多发，其大小并不随月经周期而改变，生长缓慢。乳腺纤维腺瘤主要依靠手术治疗，但需要注意手术的时机及方式。

乳腺导管内乳头状瘤多见于经产妇，因其常无自觉症状，多数患者因乳头溢液污染内衣而就诊，溢液可呈清亮色、血性、暗棕色等液体，常不可触及肿物，轻轻挤压乳头时可见上述液体流出，患者无疼痛感。治疗仍以手术为主，因导管内乳头状瘤位于乳管内，手术应切除病变的乳管系统，绝大多数乳管内乳头状瘤为良性肿瘤，恶性仅占 6% ～ 8%。

四、乳腺癌

对于女性而言，乳腺癌是最常见的癌症类型。随着中国女性人口平均寿命的延长和老龄化的加剧，乳腺癌患者越来越多。2018 年 1 月 4 日，全球著名学术刊物 *CA: A Cancer Journal for Clinicians* 在线发布的美国 2018 年最新癌症统计报告中，乳腺癌占女性新发癌症病例的 30%，远超其他癌症所占比例，同样在我国乳腺癌也位居女性癌症发病率首位。

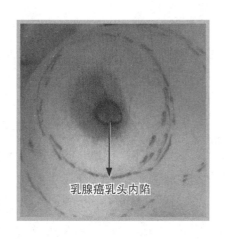

乳腺癌乳头内陷

目前对于乳腺癌的病因尚不明确，乳腺受多种内分泌激素调节，如雌激素、孕激素、泌乳素等，其中雌激素中雌酮和雌二醇与乳腺癌的发病具有直接关系。虽然中国乳腺癌发病率低于西方国家，但在世界范围内，增速却位列世界首位。尤其是北京、上海、广州等城市的乳腺癌发病率已接近欧美发达国家水平。导致我国乳腺癌增速加快的原因可能包括以下几个方面。

(1) 不合理饮食：随着生活水平的提高，中国妇女的饮食结构发生了变化，从传统的饮食结构，如米饭、新鲜蔬菜等转变为高脂肪、高热量的西式食物，据调查 25.4% 的中国妇女体重超重，6.7% 的中国妇女身材为肥胖，而肥胖是乳腺癌的危险因素之一，高脂饮食导致女性体内脂肪增加，从而促进女性体内雌激素的生成增加，进一步刺激乳腺细胞过度增生，产生癌变。

(2) 长期压力负荷：新时代的女性承担了更多的社会责任。生活压力的增大除影响体内各种激素水平的变化，同时也会对机体免疫系统产生一定的抑制作用，从而促进肿瘤的发生。而各种不良的生活习惯或工作应酬，如酗酒、熬夜等都会使女性的乳腺癌发病率大幅度增加。围绝经期是我国女性乳腺癌发病的高峰期，可能和更年期女性更容易伴随抑郁、焦虑的状态有关。

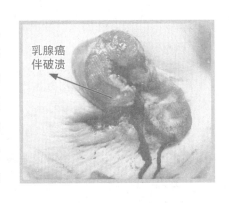

乳腺癌伴破溃

(3) 环境污染：随着经济的发展，环境污染越来越引起社会的重视，环境污染带来的水污染、食品污染等导致现代女性的生存环境越来越恶劣，有害物质的体内蓄积导致免疫系统破坏，进一步提高恶性肿瘤的发病率。

对于乳腺癌，尽量做到早发现、早诊断、早治疗的"三早"预防，在平时生活中，普通人群只要定期体检，乳腺癌基本上无处可藏，根据《中国抗癌协会乳腺癌诊治指南与规范（2019）》推荐：40—70 岁女性每 1 ～ 2 年进行一次乳腺钼靶检查，致密型乳腺推荐与 B 超联合检查；70 岁以上女性每 1 ～ 2 年进行一次乳腺钼靶检查。相较于肝癌等其他癌种，乳腺癌并不算凶险，并且治疗手段更为多样，对于晚期无法治愈的患者也能够逐步实现带瘤生存，因此，及时发现、尽早就诊对于乳腺癌患者的预后尤为重要。

※ 科普答疑

1. 问：最近美容院推出一项按摩理疗服务，据说可治疗乳腺增生，有没有科学依据？

答：乳腺增生更多是一种乳腺的正常状态，但不少美容院以此为宣传噱头，赚足眼球。适度的胸部按摩可以改善局部循环，增加舒适度，从中医学角度讲疏通经络，对乳腺健康是有益处的，但不管是乳腺的良性肿瘤还是恶性肿瘤，是无法通过按摩理疗使之变小或消失，相反，不恰当或不正确的按摩可能导致肿瘤的生长，甚至加速恶性肿瘤的浸润及转移。

2. 问：乳腺疾病的患者可以进食豆制品吗，平常饮食需要注意什么？

答：部分患者认为豆类制品中含有雌激素，而雌激素可增加乳腺癌患病的风险，这也是门诊患者咨询较多的问题。目前尚无证据证实豆制品与乳腺疾病特别是乳腺癌的发病有明确联系，但对于患有乳腺疾病特别是乳腺癌的患者仍建议避免或减少摄取含雌激素较高的食物，如鸡肉、燕窝等，不要盲目滋补，影响病情，健康饮食即可。

3. 问：穿戴文胸对乳腺疾病有影响吗？

答：合适的文胸可减少运动时对乳房韧带的过度牵拉，减少乳腺下垂的发生率，但不建议穿戴过紧或长时间穿戴，因为这样可减少乳房局部血液循环，不利于乳腺健康。

4. 问：乳腺疼痛就是得了乳腺癌吗？

答： 首先，乳腺疼痛患者不要过度精神紧张，临床研究发现，真正因为乳腺癌引起的疼痛仅占乳腺疼痛的7%，因此，引起乳腺疼痛的原因很多，但大多数与乳腺癌并无关系。

5. 问：既然乳腺疼痛多为生理性原因，那是不是可以口服止痛药物缓解？

答： 事实上，乳腺疼痛绝大多数与乳腺癌没有必然联系，对于发作规律的经期疼痛，经期结束后多可自行缓解，对于严重影响工作生活的乳腺疼痛，可口服药物缓解疼痛，但乳腺疼痛并非无临床意义，建议有症状的女性需定期在乳腺专科的指导下进行乳腺超声等检查，以明确诊断及排除乳腺癌。

6. 问：乳腺纤维腺瘤能通过药物治疗消除吗？

答： 乳腺纤维腺瘤不能通过服用药物而治愈，部分商家出于经济利益而擅自夸大疗效，导致一些患者耗费大量财力。临床中确实可以见到一些因服用药物而消失的乳腺肿块，其多为乳腺增生结节，并非乳腺纤维腺瘤。

7. 问：2 年前因为乳腺纤维腺瘤行手术治疗，现在查体又在同侧乳房发现乳腺肿块，是复发吗？

答：乳腺纤维腺瘤一旦切除，其瘤灶已经消除，再次生长的乳腺纤维腺瘤多考虑新发肿瘤或原有小病灶增大所致。乳腺纤维腺瘤呈多发生长的特点，因此部分患者产生所谓"复发"的假象。

8. 问：女性爱美，对乳房外形比较在意，乳腺纤维瘤可不可以行微创手术？

答：可以，爱美之心人皆有之，许多新的外科微创技术已应用于乳腺外科，目前麦默通乳腺微创手术在乳腺外科中应用广泛，较传统手术 2～4cm 的切口，麦默通其手术切口只有 3mm，无须缝合，且可以通过一个切口一次性切除多个乳房肿块及囊肿，但有出血倾向、血管瘤为手术的禁忌证。

9. 问：既然乳腺纤维瘤多为良性肿瘤，是不是可以不用手术治疗？

答：首先，未经病理证实的乳腺肿瘤，不能肯定为良性肿瘤，临床中有 10% 的分叶型乳腺癌表现酷似纤维瘤，一旦漏诊，后果不堪设想。乳腺纤维腺瘤仍有 5% 的恶变率，让肿瘤长期在体内存在并非上策。乳腺纤维腺瘤一经发现，及时到正规医疗机构诊治才是最明智的选择。

10. 问：女性在妊娠前除常规妇科检查外，是否还需行乳腺检查？

答：建议女性在妊娠前常规行乳腺检查，因为妊娠期内雌激素水平的升高易导致乳腺纤维腺瘤迅速生长，从而导致恶变，若发现直径＞2cm 的纤维瘤，推荐在妊娠前切除。

11. 问：去医院检查乳腺，为什么多以 B 超为主，钼靶为什么应用越来越少？

答：钼靶与超声的原理不同，评估乳腺疾病的方式也不同，检查的结果存在交集，各有优缺点及适应人群。中国年轻女性乳腺体积较小且致密，对于致密腺体的乳腺，与钼靶检查相比，B 超检查更具有优势，而且 B 超检查无辐射之忧。以普查为目的，可先行无创无射线的超声检查，对于 35 岁以上，腺体萎缩的女性，钼靶与 B 超检查的联用可提高以微钙化为主的非常早期的癌——原位癌的确诊率。乳腺磁共振对于微小病灶或转移灶的分辨具有较高的灵敏度，目前在临床中也应用广泛。

12. 问：乳腺疾病重在早期发现，那么如何进行自我查体？

答：女性应学会用望、触、挤三法作初步自我检查，每月自查一次，时间应选择月经来潮后 7～10 天进行。①望：面对镜子，观察双侧乳房是否对称，双侧乳头是否在同一水平面上，注意皮肤颜色、外形、大小有无异常变化。②触：将一手食指、中指、无名指掌面贴在对侧乳房上，以乳头为中心，分别向上下左右放射状触压，用力中等，以能触及皮下乳腺组织为宜，然后用稳定的滑动动作，在乳房周围、腋窝部、锁骨上下部分别作同心圆移动，应注意不要遗漏任何部位。不要用手抓捏乳房，以免将腺体误作肿块。③挤：用拇指和食指轻轻挤压乳头，观察有无液体从乳头溢出。如发现有脓性的或血性溢液，应立即就医。对于40周岁以上的女性，建议定期到医院检查。

13. 问：乳腺癌必须行乳腺全部切除吗？

答：针对乳腺癌，目前采取的是以手术为主的综合治疗，手术可直接去除癌灶，防止癌细胞扩散。但并不是所有乳腺癌患者均需行患侧乳房全部切除，对于癌灶较小或早期乳腺癌患者，可行保留乳房的区段切除或局部切除，术后配合放疗或化疗，可达到与全部切除相同的预后，该类手术可减小患者心理负担，提高生活质量。

14. 问：服用避孕药会导致乳腺癌吗？

答：目前市面上大多数口服避孕药均为雌孕激素复方避孕药，雌激素可促进乳腺癌的发展，而孕激素的影响尚不明确。2007年，国际癌症研究机构将雌孕激素复方避孕药列为女性致癌因素，因此不建议长期服用口服避孕药。

15. 问：乳腺癌行手术治疗后，还能不能怀孕做妈妈？

答：对于年轻乳腺癌患者来说，生育问题是评价生存质量的一个重要方面。很多患者和家属担心怀孕后及哺乳期间激素水平剧烈波动，会不会增加乳腺癌复发的风险。已有研究表明，乳腺癌患者的妊娠复发风险并无显著增加，且妊娠的促分化作用有利于促使乳腺干细胞向正常的细胞分化，同时降低它们对致癌原的敏感性，带来长期的保护作用。对于有生育需求的青年女性一定要早期与医生讲明，以在早期保护生育能力，患者最佳生育时机没有明确规定，目前认为最好在接受治疗两年以上且内分泌治疗停止半年以上。对于不同病理类型的乳腺癌，应避免在复发高峰期怀孕，妊娠期间应与妇产科医生保持良好的沟通。

16. 问：因乳腺癌行乳腺切除后，产生自卑感，如何缓解？

答：年轻乳腺癌患者术后身体形象发生改变，容易产生负性情绪及病耻感，此时，家庭关爱、朋友支持及他人尊重至关重要。应给予患者更多关怀、帮助、理解、支持和尊重等，帮助其建立积极的心态，以减轻其病耻感和抵制负性情绪。

（徐明月）

参考文献

[1] 谢幸，苟文丽.妇产科学.8版.北京：人民卫生出版社，2012：101-110，241-253.

[2] 曹泽毅.中华妇产科学（中册）.3版.北京：人民卫生出版社，2014：1192-1261.

[3] 吴素慧.新编妇产科住院医师问答.武汉：华中科技大学出版社，2015：733-738.

[4] 谢幸，孔北华，段涛.妇产科学.9版.北京：人民卫生出版社，2018.

[5] 周希亚，彭澎.北京协和医院妇产科住院医师手册.北京：人民卫生出版社，2012.

[6] 卞美璐，刘树范.子宫颈疾病的诊治.北京：科学技术文献出版社，2001.

[7] 樊庆泊.妇科常见病必读全书.3版.北京：中国妇女出版社，2018：60-63.

[8] 田秦杰.我的第一本月经管理书.北京：中国妇女出版社，2016：155-160.

[9] 中华医学会妇产科分会绝经学组.中国绝经管理与绝经激素

治疗指南 (2018). 协和医学杂志，2018，9 (6)：19-32.

[10] 郁琦. 绝经学. 北京：人民卫生出版社，2013：90-91.

[11] 中华医学会妇产科学分会内分泌学组及指南专家组. 多囊卵巢综合征中国诊治指南（2018）. 中华妇产科杂志，2018，53 (1)：2-6.

[12] 曹云霞. 原发性痛经的发病机制与防治. 中国实用妇科与产科杂志，2001，17 (4)：205-207.

[13] 丰有吉，沈铿. 妇产科学. 2 版. 北京：人民卫生出版社，2010.

[14] 曹泽毅. 中华妇产科学. 2 版. 北京：人民卫生出版社，1999.

[15] 冷金花，郎景和. 子宫腺肌病的手术治疗. 实用妇产科杂志，2006，22 (1)：10-12.

[16] 中华医学会计划生育学分会. 临床诊治指南与技术操作规范：计划生育分册 (2017 修订版). 北京：人民卫生出版社，2017.

[17] 张羽. 只有医生知道！(2). 南京：江苏文艺出版社，2013：86-92.

[18] 郎景和. 北京协和医院医疗诊治常规：妇科诊疗常规. 北京：人民卫生出版社，2012.

[19] 郑勤田，刘慧姝. 妇产科手册. 北京：人民卫生出版社，2016.

[20] 苏磊. 乳腺增生不能和乳腺癌画等号. 保健时报，2017-03-23 (005).

[21] 陈孝平，汪建平，外科学. 8 版. 北京：人民卫生出版社，

2015：251-260.

[22] 王东民．乳腺疼痛是不是病．中国青年报，2018-07-26 (006).

[23] 陈琛，刘平贤，王征，等．乳腺增生病患者焦虑抑郁情绪的影响因素．中国实用神经疾病杂志，2017，20 (9)：75-77.

[24] 王丕琳．如何看待乳腺纤维腺瘤．健康报，2005-06-08.

[25] 张伟娟，周宁，施全，等．乳腺纤维腺瘤的超声、MRI 影像诊断价值比较分析．中国 CT 和 MRI 杂志，2017，15 (1)：34-36.

[26] 中国抗癌协会乳腺癌专业委员会．中国抗癌协会乳腺癌诊治指南与规范 (2019 年版)．中国癌症杂志，2019，29 (8)：609-680.

[27] 王翔．中国乳腺癌发病率增速为何全球第一?．北京科技报，2018-03-05(032).

[28] 曹建春．乳房自查望触挤．中国中医药报，2013-11-25 (006).

[29] 敬国敏，吴立然，刘津杉，等．血脂水平与乳腺癌发生、发展的关系研究．检验医学与临床，2019，16 (24)：3563-3565，3568.

[30] 孙萌．年轻乳腺癌术后患者病耻感的调查研究．河南外科学杂志，2019，6 (25)：66-68.